Glaucoma
Cómo proteger su vista

AGRADECIMIENTOS

Agradecemos la asistencia del Dr. Gustavo Muradas-Reiss por la traducción del portugués al inglés y a Silvia Sánchez Di Martino por la traducción del inglés al español, así como al Dr. Fabián Lerner por sus valiosas correcciones. Deseamos también agradecer a Simon Bakker de Kugler Publications por el desarrollo del manuscrito para su publicación en forma de libro.

Glaucoma
Cómo proteger su vista

Escrito por

Ivan Goldberg
Remo Susanna Jr.

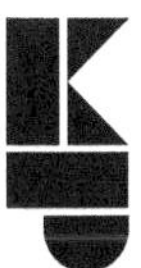

Kugler Publications/Amsterdam/Holanda

ISBN 978-90-6299-314-7

Edición estándar de tapa blanda bajo impresión a pedido. Visite nuestra página web para consultar las ediciones premium de nuestros libros.

Kugler Publications
P.O. Box 20538
1001 NM Amsterdam, Holanda
www.kuglerpublications.com

Kugler Publications es un sello editorial de SPB Academic Publishing bv, P.O. Box 20538, 1001 NM Amsterdam, Holanda

Diseño de cubierta: Willem Driebergen, Rijnsburg, Holanda

Tabla de contenido

Prefacio

El glaucoma tiene la mala fama de ser 'el ladrón silencioso de la vista': los tipos más comunes no dan señales de advertencia mientras destruyen lenta y progresivamente la visión de la persona. Debido a que usualmente la visión se ve afectada primero en los lados, los pacientes notan muy poco, o incluso nada. Para cuando el individuo se da cuenta que algo anda mal, ya puede haber habido un daño considerable.

¿Por qué escribir un libro al respecto? ¿Y por qué dedicarlo a todos los pacientes con glaucoma, a sus parientes y amigos, a la comunidad en general, así como a los oftalmólogos, otros médicos y profesionales del cuidado médico ocular que deseen familiarizarse con el manejo de este grupo de enfermedades?

Dejado a sus anchas, el glaucoma causa ceguera. No respeta ni sexo ni nivel educativo; ignora la riqueza y el privilegio. No tenemos una cura para él y no podemos revertir el daño que ha causado. El glaucoma afecta al 2% de las personas que tienen más de 40 años. No es raro. Es la causa más común de discapacidad visual irreversible y prevenible en todas partes.

Pero la mayor parte del tiempo podemos controlarlo. La protección exitosa de la vista depende en parte de cuánto daño ya haya causado al ser detectado por primera vez y qué tan agresiva es la enfermedad en el paciente individual. Por lo que, mientras más temprano se detecte, menos daño habrá causado y mejores perspectivas tendrá a largo plazo.

La detección temprana requiere comunidades informadas cuyos miembros busquen someterse a exámenes de vista, así como profesionales del cuidado ocular que reconozcan los sutiles signos de advertencia y agenden la confirmación oftalmológica oportuna y el inicio del tratamiento efectivo. Esto requiere acceso a un buen sistema de salud.

Incluso en sociedades desarrolladas, cerca del 50% de los pacientes con glaucoma no han sido diagnosticados y no están en tratamiento. La mitad de estas personas no diagnosticadas no han consultado con un proveedor de cuidado médico ocular en los últimos dos años.

Deseamos iluminar a nuestros lectores con información de calidad para minimizar la discapacidad visual causada por el glaucoma.

Ivan Goldberg

Remo Susanna Jr.

1. Introducción

¿Qué tan milagrosa es la capacidad de ver? Como el órgano de la vista, el ojo captura la luz, la enfoca e inicia su transformación en impulsos nerviosos por los conductos visuales permitiendo la percepción visual del cerebro. El ojo enfoca objetos lejanos, cercanos e intermedios; nota movimiento, dirección, brillo, color, distancia y contraste, y el cerebro compensa los movimientos de la cabeza y el cuerpo para que sepamos dónde estamos en relación a lo que estamos viendo. Simultáneamente, damos relativa importancia y relevancia a aquéllo que nos rodea, de forma que la percepción y la interpretación se den de forma conjunta (Fig. 1).

De safari en África, los guías demuestran una habilidad asombrosa para localizar animales camuflados a través del entrenamiento y la concentración. El sistema visual es capaz de ser entrenado, de responder a necesidades y de optimizar funciones específicas. De hecho, el ojo es parte integral del cerebro mismo. Es por ello que, con la tecnología actual, cualquier daño al nervio óptico es irreversible. Quizás algún día las células madres permitirán su regeneración.

Directa e indirectamente, la vista influye en todos los aspectos de nuestra vida. Es por eso que tememos a la ceguera casi tanto como tememos a la muerte, y es por ello que nuestros ojos son origen de gran parte de nuestras emociones.

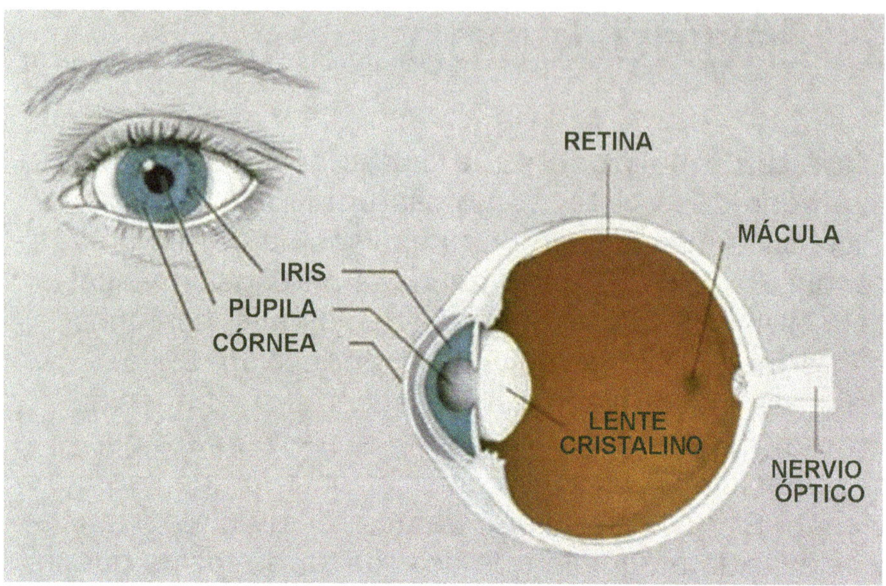

Fig. 1. La luz pasa a través de la córnea (la ventana delantera del ojo), ingresa a través de la pupila (la apertura formada por la parte coloreada del ojo, el iris) y es enfocada por el cristalino (la lente natural del ojo) sobre la retina en la parte posterior del ojo. La visión central (lectura, escritura, reconocimiento facial) es creada por la mácula, que se encuentra en el centro de la retina. Las fibras nerviosas de la retina se encuentran en el fondo del ojo, donde giran 90 grados y salen del ojo, formando la cabeza del nervio óptico a través del cual llevan los mensajes de la vista hacia la parte visual del cerebro. El glaucoma mata los nervios de la sección donde éstos giran y salen del ojo hacia el cerebro, rompiendo así el vínculo esencial entre el ojo y el cerebro. Es así como daña la vista.

Con este libro deseamos guiar al lector, ya sea paciente o profesional del cuidado oftalmológico, sobre cómo minimizar la discapacidad visual del glaucoma.

2. Cuidado mejorado

¿Cómo podemos explicar un informe de 2013 procedente de Suecia donde, en una ciudad en la que renombrados oftalmólogos de una famosa universidad atienden a pacientes de glaucoma, 16.4% hayan quedado ciegos en ambos ojos y 42.2% ciegos de un ojo, de los cuales 20% también sufrieron daño visual severo en el ojo contralateral (sano)?

Esto es notablemente similar a la información reportada en 1965 desde el Condado Olmstead en Estados Unidos, donde durante muchos años 14% de los pacientes de glaucoma quedaron ciegos en ambos ojos y otro 27% quedó ciego en un ojo.

Luego de 42 años de progreso en el diagnóstico de la enfermedad, la evaluación de los factores de riesgo, los avances en las gotas oculares, las técnicas de láser y los enfoques quirúrgicos, los índices de ceguera reportados permanecen casi iguales. ¿Por qué?

¿Cómo podemos mejorar esta situación? Los avances científicos en curso y mejores recursos informativos ayudarán. También ayudará una mejor comunicación entre oftalmólogos, entre todos los profesionales de cuidado ocular, y entre éstos y la comunidad. Si los pacientes estuvieran mejor informados y más involucrados en la atención de su salud, creemos que esto marcaría una gran diferencia para bien. Esperamos que este libro mejore la comprensión y promueva la interacción eficiente entre pacientes y médicos para asistir en la protección de la vista con un mayor monitoreo de la enfermedad y tratamientos más efectivos.

Puntos focales

▸ El glaucoma es más común a medida que aumenta la edad, y varía entre grupos étnicos. Es diez veces más probable si existen antecedentes familiares.

▸ Con la atención adecuada, el glaucoma debería ser capaz de ser controlado en la mayoría de las personas.

▸ Existen "siete pecados capitales" que pueden contribuir a la discapacidad visual a causa del glaucoma:
   1. Falta de diagnóstico: ausencia de exámenes de vista periódicos, especialmente si existen antecedentes familiares; no revisar la salud del nervio óptico y depender excesivamente de las mediciones de presión ocular.
   2. No reconocer el daño progresivo: esto requiere revisiones periódicas con el uso adecuado de tecnología que evalúa el campo visual y el disco óptico.
   3. No diagnosticar con precisión el tipo de glaucoma para guiar el manejo adecuado.
   4. No diagnosticar con precisión la severidad del estado de la enfermedad: mientras más severo sea el daño, más agresivo debe ser el tratamiento.
   5. Reducción insuficiente de la presión ocular: cuanto más severo sea el daño, mayor debe ser la reducción de la presión ocular.
   6. Tardanza en comenzar el tratamiento:

si existe daño, éste debe ser reconocido y el tratamiento debe ser iniciado para proporcionar protección.

7. Falta de cumplimiento y perseverancia del paciente en cuanto a su tratamiento.

3. Los siete 'pecados' del glaucoma

El glaucoma es más común de lo que pensamos. Mientras que una persona de cada 200 tiene glaucoma a los 40 años, para los 80 años, es una de cada diez. Aunque el glaucoma no exhibe un sesgo por sexo en general, **afectando equitativamente a hombres y mujeres**, las variedades de ángulo cerrado tienden a preferir a las mujeres.

Las variaciones entre distintos grupos de personas son fascinantes y apuntan a una fuerte influencia genética: el glaucoma de ángulo abierto es más común en personas de ascendencia africana, siendo el de ángulo cerrado más común en poblaciones chinas, asiáticas y entre los Inuit. El glaucoma asociado a pseudoexfoliación es más común en grupos nórdicos y judíos rusos. Más que ninguna otra población, los japoneses y coreanos sufren de daño glaucomatoso con presiones oculares que a menudo caen en el rango usual encontrado en su comunidad. Lo importante es que todos los grupos humanos sufren del rango completo de tipos de glaucoma.

Además de la edad y el origen étnico, el historial familiar es muy importante. Si una persona tiene un pariente en primer grado con glaucoma (madre, padre, hermano o hermana), su propio riesgo aumenta diez veces. El glaucoma es también más común en individuos que sufren de migraña, manos y pies fríos en invierno, diabetes, miopía, presión sanguínea alta, fumadores y aquellos que han debido utilizar medicamentos esteroides por largos periodos.

Hasta donde sabemos, Hipócrates (460-377 a.C.), uno de los padres de la medicina Occidental moderna, fue el primero en describir el glaucoma. Describió una enfermedad que cubría la pupila con un tono azul verdoso, conduciendo a la ceguera. 'Glaucoma' deriva de la antigua palabra griega Γλαύκος, que significa color 'azul verdoso'.

Cuatro siglos después, Celso creyó que el glaucoma afectaba al lente cristalino del ojo que enfoca. Tomó casi dos milenios separar a la catarata ('lente opaca') del glaucoma.

En 1835, Mackenzie relacionó al glaucoma con la presión intraocular (PIO). Para muchas personas, el glaucoma sigue siendo sinónimo de una PIO elevada, aunque ahora sabemos que la presión ocular NO caracteriza a la enfermedad. Las personas sufren daño glaucomatoso del nervio óptico (el vínculo esencial entre el ojo y el cerebro); reducir la PIO tiene una alta probabilidad de retrasar o detener la enfermedad, pero 30% de los caucásicos, 80% de los coreanos y 90% de los japoneses con glaucoma nunca han tenido mediciones elevadas de PIO. Esto hace que el diagnóstico sea más desafiante, y puede llevar a no detectar el glaucoma con resultados potencialmente nefastos.

Perder la vista a causa del glaucoma es trágico. Debería ser evitable para la mayoría, pero desafortunadamente, no todos los pacientes. Cuando ocurre, como en la mayoría de los accidentes aéreos, este desastre puede seguir una combinación de percepciones equivocadas y descuidos, cada uno contribuyendo de manera diferente al resultado final. A veces la enfermedad es implacable sin importar lo que se haga; a veces engaña al clínico tanto como al paciente. ¿Cuáles son las percepciones equivocadas y descuidos más comunes? En otras palabras, ¿cuáles son los 'pecados' más comunes en el manejo del glaucoma?

3.1 Pecado 1: No diagnosticar el glaucoma

Los miembros de la comunidad contribuyen a este pecado por su complacencia, dando por hecha su vista saludable y no agendando exámenes de vista periódicos. Con mayor razón, las personas con antecedentes familiares de glaucoma deben ser examinadas cada dos años luego de cumplir los 35 años.

Sumado a esto está el mito persistente de que cualquiera con una presión ocular de menos de 21 milímetros de mercurio (mmHg) no tiene glaucoma y no necesita preocuparse. Sabemos que un tercio de los caucásicos con glaucoma nunca tienen una PIO por encima de 21 mmHg. Medir únicamente la presión ocular es una manera terrible de diagnosticar el glaucoma. El examen oftalmológico DEBE incluir una evaluación cuidadosa del nervio óptico en el fondo del ojo y luego, de ser necesario, también un examen de campo visual.

La presión ocular es un factor de riesgo principal para el glaucoma: mientras más alta sea, mayor el riesgo. Pero el nivel de presión ocular NO es sinónimo de diagnóstico de glaucoma. Hace muchos años que la PIO 'elevada' no forma parte de la definición del glaucoma.

La presión ocular elevada (por encima de los niveles 'usuales') puede ser encontrada sin daño glaucomatoso, aunque la presión alta aumenta el riesgo tal como se ha mencionado. Las personas con presión ocular más alta de la usual pero sin signos de daño glaucomatoso son llamadas 'hipertensos oculares'. Tienen un riesgo elevado de desarrollar glaucoma. A su vez, el daño glaucomatoso puede ser encontrado con una presión ocular 'usual'. A veces las personas en esta situación son diagnosticadas con glaucoma de 'presión baja' o 'presión normal'. Esto puede ser engañoso, ya que no existe evidencia de que los pacientes en esta situación tengan una enfermedad diferente o requieran un tratamiento diferente de otros enfermos de glaucoma.

Más bien, el glaucoma se define como una neuropatía óptica progresiva (proceso de enfermedad del nervio óptico) caracterizada por la muerte de las fibras nerviosas que llevan mensajes esenciales de la vista desde el ojo al cerebro. Cuando es dañada por el glaucoma, esta conexión se ve progresivamente afectada. La muerte de las fibras ópticas es percibida como palidez y erosión de las estructuras del nervio óptico y la capa de fibras nerviosas de la retina.

Al momento del nacimiento, cada ojo tiene alrededor de 1.200.000 fibras nerviosas conectándolo al cerebro. Esto se parece mucho a los antiguos cables eléctricos. A medida que mueren los nervios individuales, como cables que se cortan, menos información puede ser transmitida: un cable cortado parcialmente no puede llevar instrucciones de forma confiable del interruptor de luz de la pared a la luz del techo. Mientras que en los países desarrollados cerca del 50% de los pacientes de glaucoma no están diagnosticados, en los países en desarrollo esta cifra puede bien estar por encima del 90%. Cuando muchos de estos pacientes no diagnosticados son finalmente descubiertos, el glaucoma, trágicamente, a menudo ya está muy avanzado.

Entonces, ¿cómo se mide la presión ocular? Lo más comúnmente empleado es el 'método de referencia' actual, la tonometría de aplanación, utilizando usualmente el aparato desarrollado en la década de 1950 por el especialista en glaucoma Hans Goldmann. Este dispositivo es montado a una lámpara de hendidura (bio-microscopio) y determina la PIO al medir la fuerza necesaria para aplanar un área precisa muy pequeña de la córnea (ventana del ojo). Esta fuerza permite calcular la presión interna del ojo (Figs. 2 y 3).

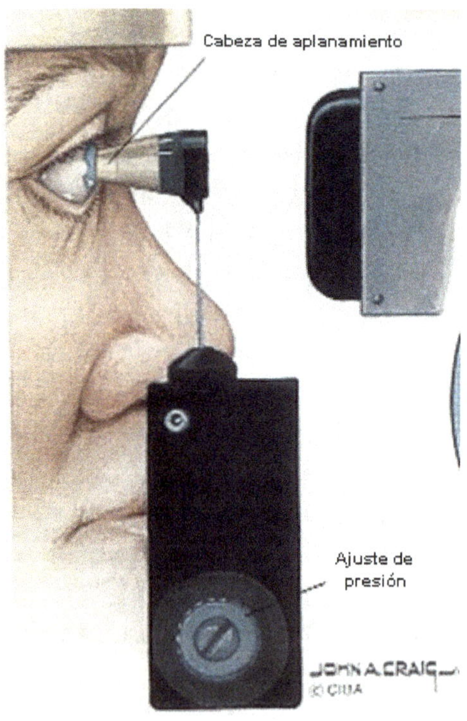

Fig. 2. Cabeza del tonómetro de Goldmann aplicado suavemente a la superficie frontal de la córnea y vista a través de la lámpara de hendidura. El profesional aplica gotas anestésicas y fluoresceína, que al ser iluminada con luz azul de cristal de cobalto, resalta el círculo de contacto. En la cabeza del tonómetro se encuentra un prisma doble que divide esta imagen circular en dos semicírculos. Ajustar el dial varía la tensión aplicada a la córnea, causando mayor o menor aplanación de la superficie de la córnea. Cuando los dos semicírculos apenas se superponen, se puede leer la presión ocular correcta del dial del tonómetro.

Otra medición importante que
debe ser practicada al menos
una vez es la del grosor de
la córnea central, medida
por ultrasonido y conocida
como paquimetría. Para que
la aplanación sea precisa, el
grosor de la córnea central
debe estar dentro de un
rango normal (520-540
micrones). Si una persona
ha heredado una córnea
más gruesa de lo usual, el
tonómetro de aplanación
arroja una lectura elevada:
la presión ocular medida es
más alta que el nivel real.

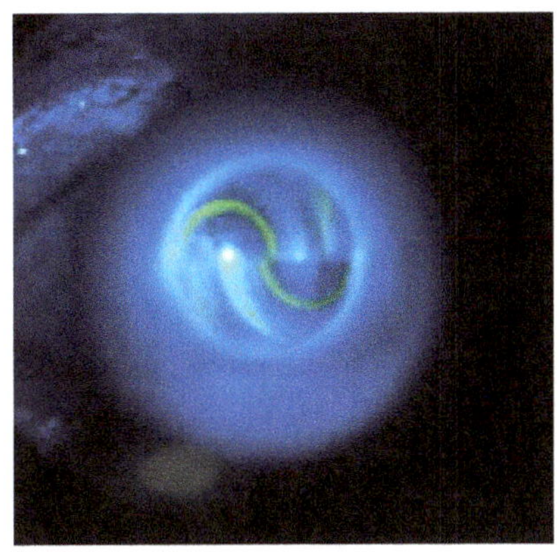

Fig. 3. El punto final
de la medición de la
presión ocular mostrando
dos semicírculos
superponiéndose apenas,
vistos a través de la
lámpara de hendidura.

Esto puede ser reconfortante. De manera conversa, si
la córnea es significativamente más delgada de lo usual,
el tonómetro arrojará una lectura reducida: la presión
ocular medida es más baja que el nivel real. Esto puede
ser falsamente reconfortante.

La cirugía láser de la córnea en cualquier punto de
la vida puede adelgazar la córnea y causar que el
tonómetro subestime significativamente y para siempre
la presión ocular. Si alguna vez se ha sometido a cirugía
láser ocular, debe informar a su oftalmólogo.

Dado que la presión ocular fue durante tanto tiempo
parte de la definición del glaucoma, es uno de los
principales factores de riesgo para desarrollar glaucoma
y es el factor de riesgo que modificamos con el

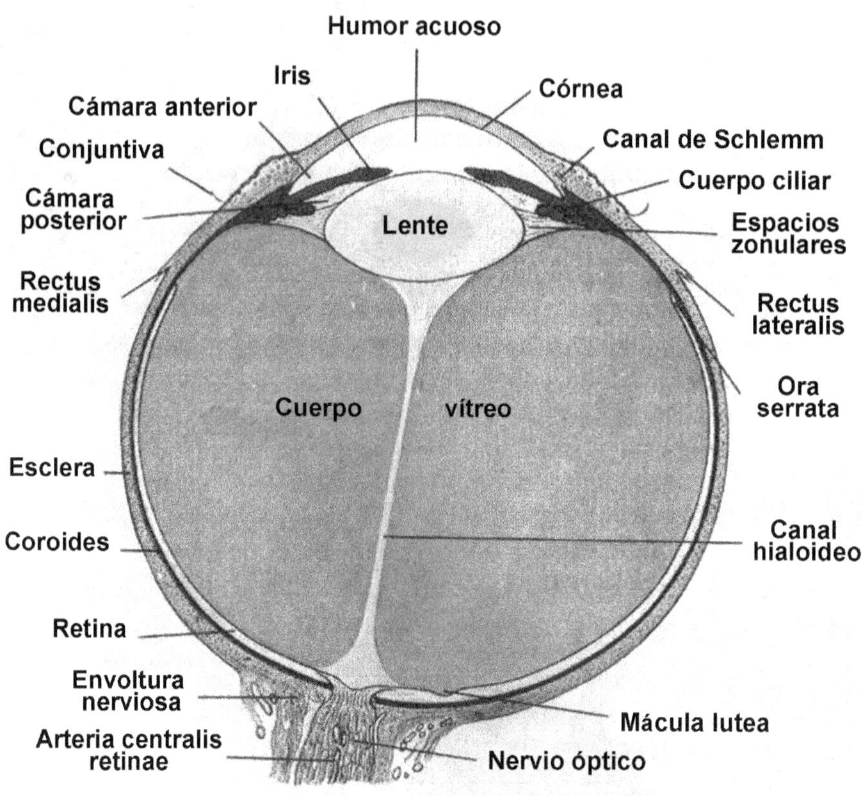

Fig. 4. Diagrama esquemático del globo ocular. Desde la sangre, el cuerpo ciliar bombea humor acuoso a la cámara posterior del ojo. Una parte se filtra lentamente a través del vítreo, pero la mayoría pasa entre el lente y el iris, a través de la pupila, y circula en la cámara anterior antes de drenar de vuelta a la corriente sanguínea. La resistencia del flujo de salida crea la presión ocular, que es transmitida a través de todo el ojo; es al fondo, al comienzo del nervio óptico, donde daña los nervios que salen llevando los mensajes de la vista.

tratamiento, necesitamos entenderla un poco mejor.

La presión es generada en el ojo de forma muy simple: existe una bomba celular circular en el ojo (el cuerpo ciliar) que empuja un fluido acuoso transparente (el humor acuoso) al ojo desde la sangre (ver Figura 4). Este fluido lleva nutrientes esenciales como azúcares, vitaminas y minerales y algo de proteína al ojo para nutrir las estructuras vivientes dentro del ojo que no pueden ser suministradas por la sangre, como ocurre en el resto del cuerpo. ¿Por qué no? Porque la sangre es opaca y estas estructuras vivientes (especialmente la córnea y el lente que enfoca) necesitan ser capaces de transmitir la luz efectivamente a la red nerviosa en el fondo del ojo (la retina, similar al rollo fotográfico antiguo de una cámara).

El humor acuoso circula dentro del ojo antes de drenar de vuelta a la corriente sanguínea a través de un par de vías distintas, una denominada convencional, y la otra, de manera poco sorprendente, denominada no convencional (dado que fue identificada después). Mientras que el flujo de salida convencional se da a través de una malla reticulada similar a un colador, llamada trabéculo, hacia el canal de Schlemm y luego de vuelta a las venas diminutas del frente del ojo, la vía no convencional (también llamada vía úveoescleral) va directamente a través del músculo interno del ojo encargado de enfocar, y luego a través de su pared (la esclera) hacia la cuenca del cráneo donde se aloja el ojo (la órbita).

Dado que el ojo es una esfera cerrada, la resistencia al

humor acuoso en estas vías de salida genera presión. Es un balance entre la velocidad del flujo de entrada versus el de salida, de la misma manera en que el nivel de agua en un lavatorio depende de qué tan rápido fluye el agua del grifo versus qué tan rápido escurre por el drenaje. Como el ojo es una esfera cerrada, toda presión sobre el globo ocular aumentará la presión interna, a veces dramáticamente.

La presión en cada ojo fluctúa todo el tiempo; se la conoce como una variable continua. El medio ambiente del ojo es dinámico. Tomar mucho líquido rápidamente aumenta el índice de flujo de entrada bombeado y causa hinchazón en algunas estructuras dentro del ojo, aumentando su presión interna; aumentar la presión en las venas a las cuales drena el humor acuoso (como al toser, contener la respiración al realizar esfuerzos, tocar instrumentos musicales, acostarse) aumenta la presión; presionar el globo ocular (frotarse los ojos con las manos, usar lentes de natación pequeños y ajustados, presionar los párpados e incluso el parpadeo normal de los ojos) causa un pico de presión. Aunque los tejidos del ojo lidian normalmente con estas fluctuaciones amplias, los ojos con daño glaucomatoso pueden sufrir.

Cuando medimos la presión ocular en una situación clínica, estamos tomando una muestra de este factor de riesgo de variación continua. Basamos nuestras recomendaciones en una parte muy pequeña de la realidad. Hasta que tengamos maneras precisas y frecuentes (por no decir continuas) de medir la presión, este es el estado actual de cuidado posible.

El daño al nervio óptico puede ser causado por el nivel de las presiones promedio, por picos de presión que pueden ocurrir en cualquier momento, por las variaciones de presión de mínima a máxima, o por alguna combinación de todas las anteriores. Evaluar cómo lidia el nervio óptico con estas variaciones es críticamente importante.

¿Cómo se ve el nervio óptico al ser visto con dispositivos desde adelante? Ahora estamos hablando sobre la estructura de los nervios a medida que se dirigen hacia la cavidad del fondo del ojo, donde giran y salen hacia el cerebro.

Imagine una cavidad en el fondo de cada ojo. Todas las fibras nerviosas de la retina, llevando los mensajes de la vista, convergen hacia la cavidad, donde giran 90 grados y salen juntas del ojo, formando el nervio óptico. A medida que salen en cascada del ojo, la vista frontal es como mirar una catarata inmensa (imagine las Cataratas del Niagara) desde un helicóptero. Se forma un hoyuelo en el centro donde no hay fibras nerviosas. Llamamos a este hoyuelo la 'copa'. Es como un aguacate partido a la mitad sin el carozo, dejando una cavidad. En el glaucoma, esta cavidad crece por defecto a medida que las fibras nerviosas mueren y desaparecen. El reborde circundante de fibras nerviosas remanente va adelgazando, y la cavidad se vuelve más profunda y ancha a medida que los nervios circundantes desaparecen (Figuras 5, 6 & 7).

Para el diagnóstico, las señales críticas son una copa grande y profunda con un reborde nervioso remanente

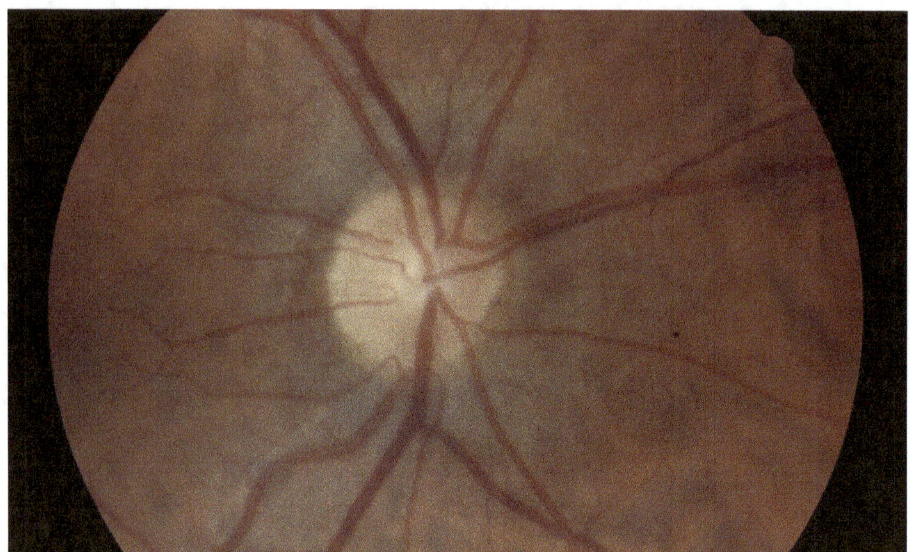

Fig. 5. Cabeza normal del nervio óptico derecho (disco óptico) visto desde el frente. En el centro vemos un hoyuelo normal, llamado 'copa'.

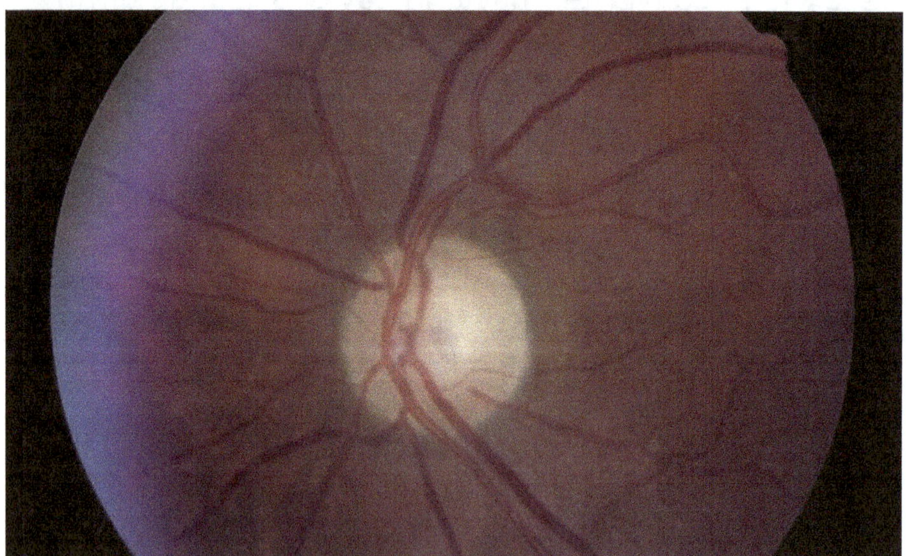

Fig. 6. Disco óptico izquierdo con daño glaucomatoso moderado. Nótese el reborde rosado más delgado, especialmente en el sector superior e inferior, y la extensión vertical y ensanchamiento de la copa.

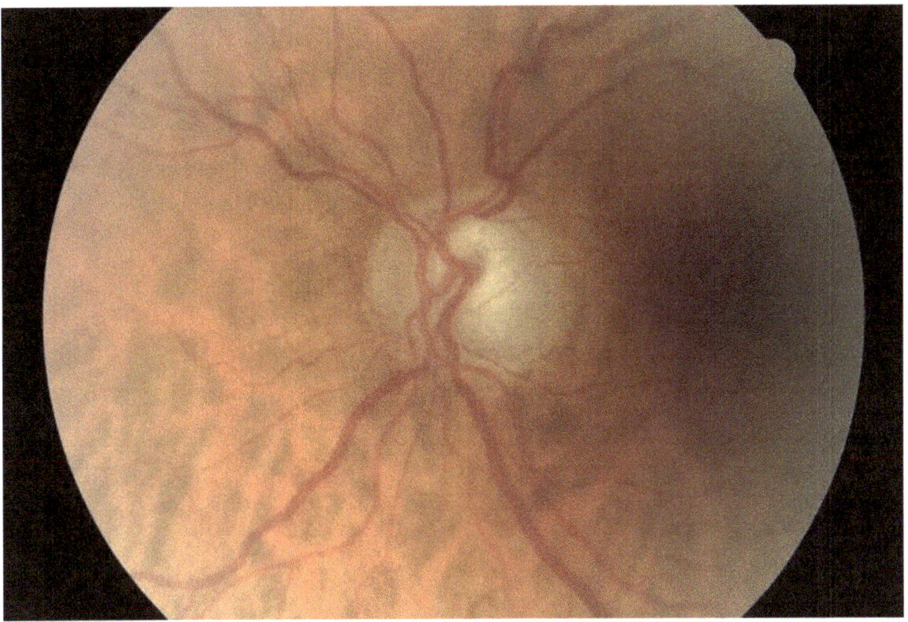

Fig. 7. Disco óptico izquierdo con daño avanzado. Nótese cómo el reborde está más pálido que antes y qué tan delgado está, de nuevo, especialmente arriba y abajo. Los vasos sanguíneos ya no logran apoyarse en los tejidos nerviosos y caen afuera hacia los márgenes de la cavidad en el fondo del ojo.

delgado y posiblemente irregular. Cuando se haga un examen de vista, **es importante preguntarle a su oftalmólogo acerca de su nervio óptico tanto como sobre sus niveles de presión ocular.**

Algunas personas, no obstante, heredan una copa óptica grande, mientras que otros tienen una copa pequeña y superficial. Esta amplia variación en la población normal puede hacer que la detección temprana del daño glaucomatoso sea difícil, dado que una copa grande puede ser normal para un individuo y una copa pequeña puede disfrazar el daño temprano.

La evaluación del nervio óptico es parte esencial del examen de vista. Cuando sea necesario, debe ser complementada con fotografías e imágenes escaneadas de tecnología avanzada como la oftalmoscopía de barrido láser, la polarimetría de barrido láser y la tomografía ocular coherente. Estos dispositivos tienen una tasa de error de aproximadamente 15% al 'diagnosticar' glaucoma en personas sanas y, conversamente, en sugerir como 'normales' a pacientes con glaucoma. El diagnóstico no puede basarse únicamente en estas evaluaciones, pero para ser lo más preciso posible, debe ser realizado con información mutuamente complementaria de todo el examen y la evaluación.

No es bueno tratar a personas saludables sin necesidad, ni tampoco que los pacientes de glaucoma sean falsamente reconfortados diciéndoles que no necesitan tratamiento.

A medida que los nervios se dirigen hacia el fondo del ojo desde toda la retina llevando los mensajes de la vista, forman manojos gruesos, como carreteras. El daño del glaucoma mata a estas fibras nerviosas, y a medida que los nervios mueren y desaparecen, estos manojos adelgazan. Esto puede ser observado y medido con los mismos dispositivos que miden la forma de estos nervios cuando salen del ojo, conocido también como cabeza del nervio óptico (como el origen de un río).

Todo esto permite la evaluación de la estructura nerviosa.

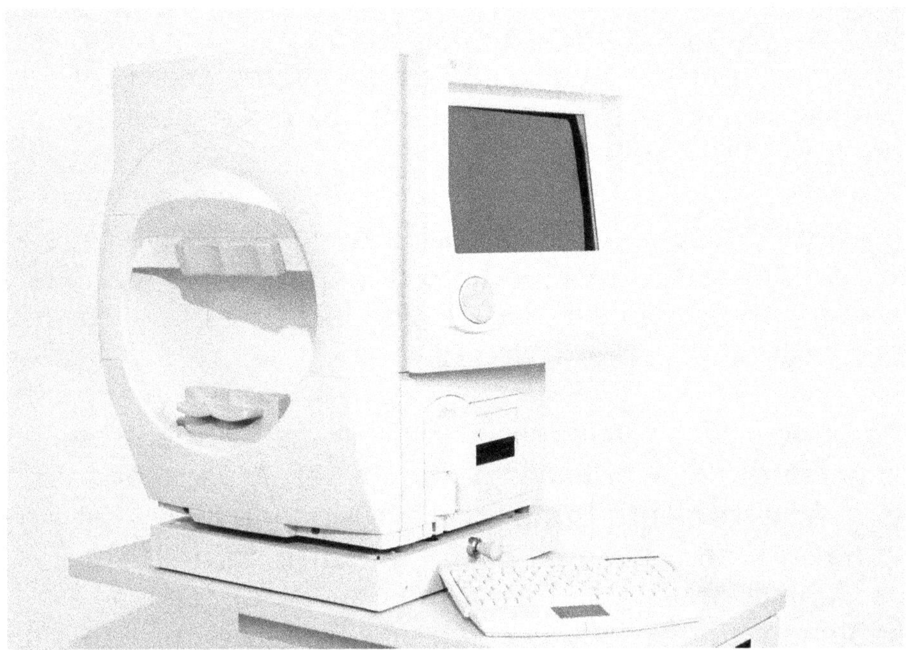

Fig. 8. Analizador de campo Humphrey

Otra evaluación igualmente importante es la del desempeño o función nerviosa. Esto se prueba utilizando computadoras para medir la sensibilidad del ojo en diferentes partes de la vista con estimulación luminosa, y se denomina prueba de campo visual o perimetría. La Figura 8 muestra un analizador de campo Humphrey.

Muchas veces, estas computadoras funcionan proyectando secuencialmente una pequeña luz en muchas direcciones sobre la superficie interna de un bol blanco cuyo brillo de fondo es fijo. Su cabeza está ubicada (confortablemente, esperamos) en el bol, con un ojo cubierto (no vale hacer trampa) y se le pide que con el ojo descubierto mire fijamente un blanco. Esto estabiliza la posición de su ojo y permite al instrumento probar las distintas partes de su retina y fibras nerviosas proyectando la luz a distintas partes del bol.

En cada punto probado, el brillo de la luz proyectada varía para que el instrumento pueda medir la luz más tenue que usted es capaz de percibir en ese punto. Es una prueba de umbral de luz.

Es un examen desafiante porque la luz es apenas lo suficientemente brillante para ser percibida, o apenas lo suficientemente tenue para no ser percibida. Esto lo hace dudar, y eso es perfectamente normal. Para realizar la prueba de forma más efectiva, relájese, sabiendo que el 25% del tiempo, incluso en un ojo sin daño, no verá la luz.

Mantenga al ojo siendo examinado mirando fijamente el blanco y presione el botón para registrar que vio la luz *cuando crea verla*. No espere que sea un destello brillante y no la busque moviendo su cabeza o sus ojos. Vea el Apéndice 2 para encontrar consejos sobre cómo realizar el examen de campo visual para tener un resultado óptimo de la forma más cómoda posible.

En el glaucoma, las fibras nerviosas tienden a morir en patrones reconocibles, causando una menor sensibilidad a la luz en partes del ojo, como una reacción en cadena. En estas regiones, el analizador de campo mide qué tanto más brillante de lo normal, para su edad, debe ser la luz para que usted la vea. Mide también qué tan extensa es el área dañada.

Las zonas dañadas son llamadas escotomas ('puntos ciegos').

La Figura 9 muestra la impresión de un campo visual normal de un analizador de campo Humphrey. Las Figuras 10, 11 & 12 demuestran la pérdida progresiva del campo visual con los patrones típicos del daño que se presenta en el glaucoma.

Cuando ven los resultados de la prueba de campo visual por primera vez, muchos pacientes se sorprenden ante el daño causado por el glaucoma; no han estado conscientes de él. Esto ocurre porque cada uno de nosotros crea un modelo mental del mundo que nos rodea basado en la información proporcionada por nuestros ojos. Si faltan pequeños pedazos de información, el cerebro simplemente construye su modelo con lo que tiene disponible, que puede ser defectuoso, a veces incluso peligrosamente (piense en montar una bicicleta u operar máquinas complejas). Piense en la situación normal de no poder ver lo que está detrás nuestro y, sin embargo, nuestro cerebro construye un modelo tridimensional del mundo a nuestro alrededor, incluyendo aquello que se encuentra detrás nuestro, y nos movemos a través de él sin pensar dos veces. Lo mismo ocurre si parte del campo visual ha sido dañado por el glaucoma o por un derrame, por ejemplo.

Ayudar al paciente a ser consciente acerca del escotoma en cada ojo puede marcar una gran diferencia para que pueda compensar y continuar viviendo una vida plena y productiva de manera segura.

La medición del daño al campo visual no es muy sensible para el daño temprano del glaucoma.
Hasta un 50% de las fibras ópticas nerviosas deben morir antes que el campo visual indique escotomas consistentes. Por lo que una pérdida de campo visual 'leve' puede estar asociada con daño 'moderado' e incluso daño severo de las estructuras nerviosas ópticas.

Fig. 9. Impresión de campo visual normal del lado derecho. Esta es la visión del mundo que tiene el paciente. El punto de mira marca el punto de fijación, donde la vista enfocada se encuentra en su pico y donde, por ejemplo, leemos, escribimos y reconocemos rostros. El borrón negro a la derecha del punto de fijación resalta el punto ciego normal ('fisiológico'), que es la proyección al espacio del disco óptico mismo (no tiene fotoreceptores y por lo tanto es un área en la que el ojo es totalmente ciego. Además de registrar los detalles del paciente, incluyendo algunas configuraciones para este examen, la impresión indica con cuánta confiabilidad fue practicado: falsos negativos (es decir, un sujeto soñoliento, cansado o distraído), falsos positivos (es decir, en casos donde se presiona excesivamente el botón, quizás por ansiedad) y pérdidas de fijación (un sujeto que sigue la luz en vez de mirar al blanco justo enfrente). El software también calcula la significancia de cualquier descenso de sensibilidad en cada punto examinado, corrigiendo para la edad del paciente, y luego resalta esto gráficamente con cuadrados negros.

3. Los siete 'pecados' del glaucoma

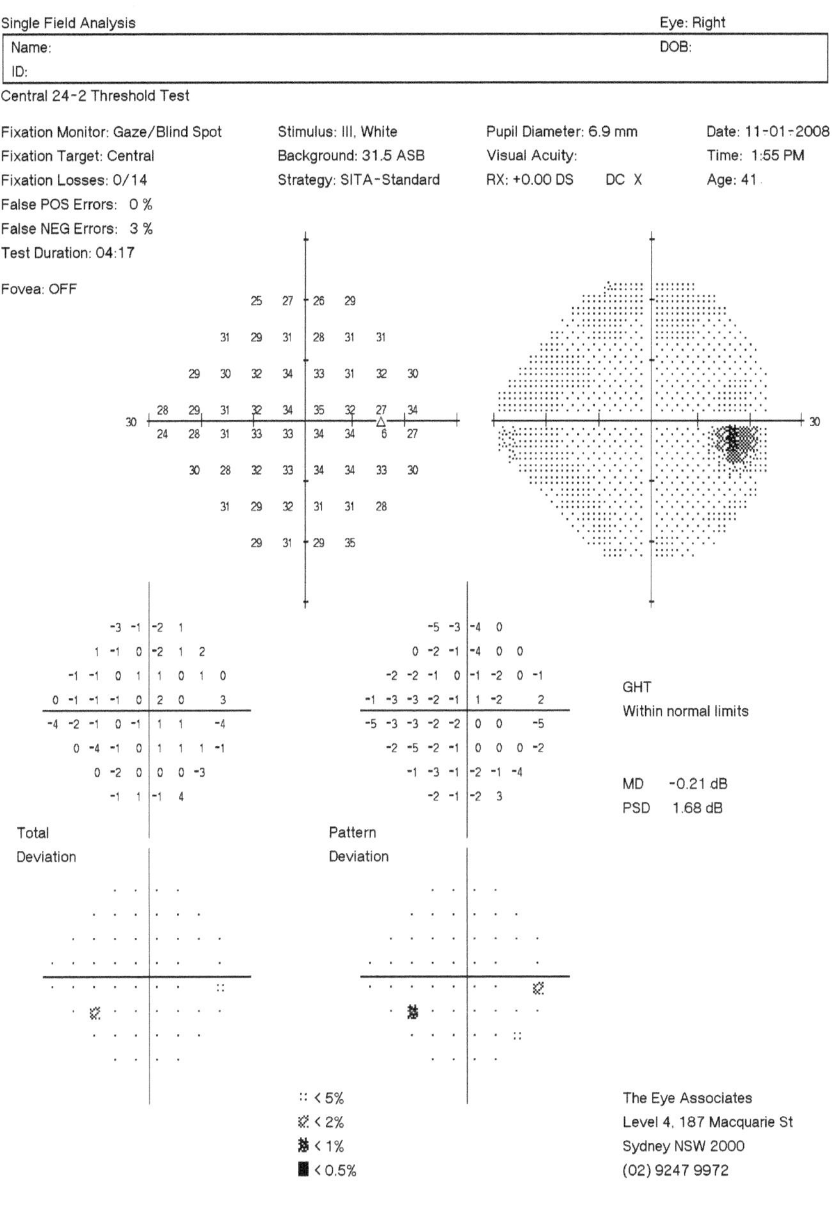

Junto con la evaluación de las estructuras nerviosas ópticas, el campo visual guía las recomendaciones de tratamiento y nos permite decidir si el tratamiento ha detenido la enfermedad o si ésta sigue progresando. Si se detecta aún más daño, usualmente significa que se debe reforzar el tratamiento para protegerlo. El monitoreo de la enfermedad involucra detectar los cambios en el riesgo de mayor daño (presión ocular más alta, por ejemplo) y evaluar el daño progresivo.

Fig. 10. Pérdida temprana de campo visual a causa del glaucoma. Como este es el ojo izquierdo, nótese la ubicación del borrón negro del punto ciego a la izquierda del punto de fijación. Vea cómo el software ha resaltado con puntos extra y sombreado un descenso significativo en la sensibilidad de la detección de luz en un cúmulo de puntos examinados arriba y a lo largo de la línea horizontal en el lado de la nariz de la perspectiva de la persona (flecha). Como este hallazgo fue reproducible y consistente, y también correspondía a cambios en el grosor de las fibras nerviosas del disco óptico, muestra un daño glaucomatoso real a la vista, pero en una fase temprana. Este paciente no estaba para nada consciente de este defecto en su vista.

3. Los siete 'pecados' del glaucoma

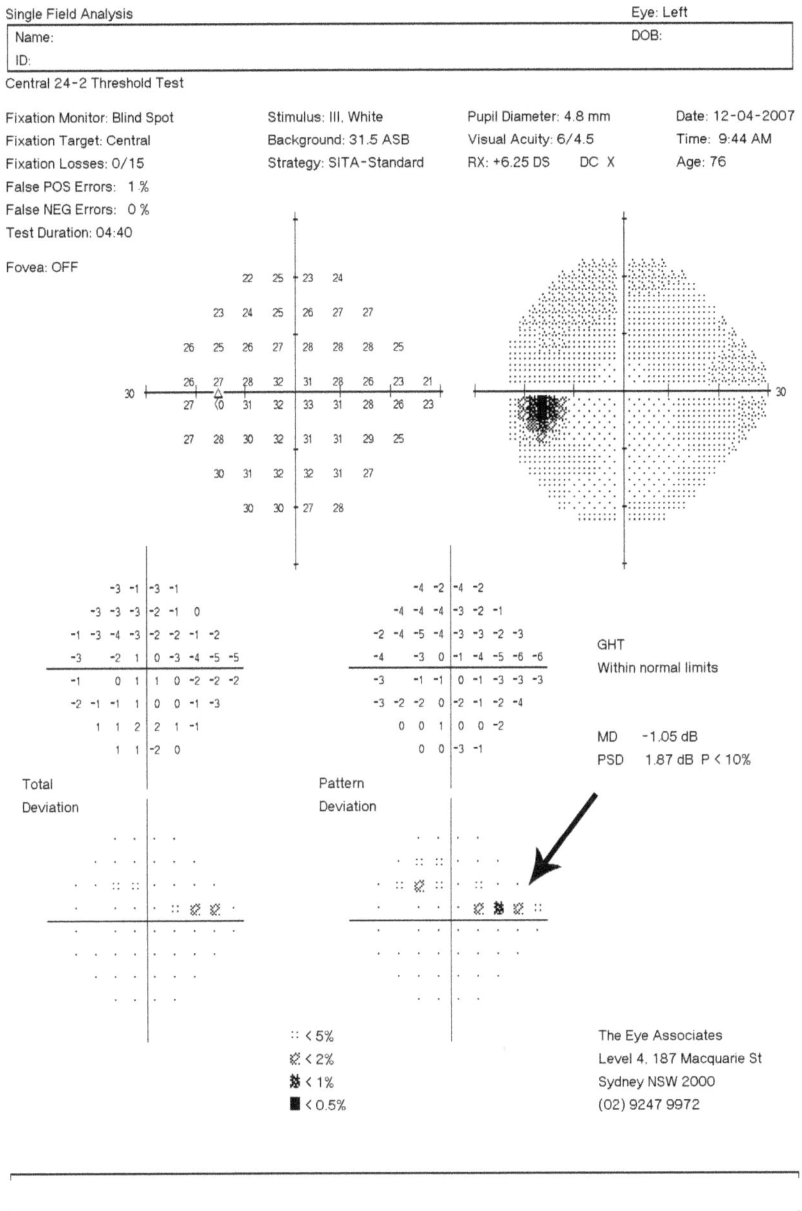

Fig. 11. Pérdida moderada del campo visual en el ojo derecho a causa del glaucoma. Nótese como el punto ciego (escotoma) está a la derecha del punto de fijación del ojo derecho. El daño visual aquí es moderado: hay un arco de daño resaltado por el software con cuadrados negros. Este es un ejemplo de escotoma glaucomatoso arqueado inferior (por debajo de la línea horizontal). Una vez más, el paciente ignoraba totalmente este defecto hasta que se lo señaló y explicó.

3. Los siete 'pecados' del glaucoma

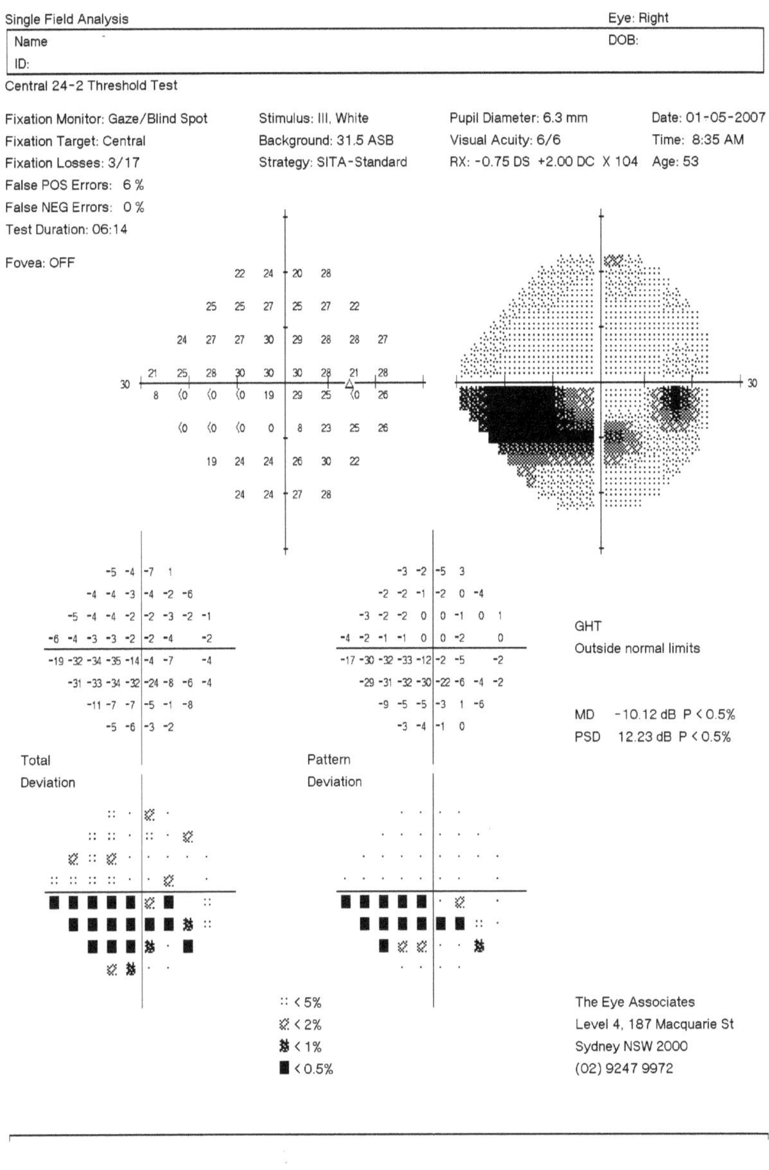

Single Field Analysis Eye: Right

Name	DOB:
ID:	

Central 24-2 Threshold Test

Fixation Monitor: Gaze/Blind Spot Stimulus: III, White Pupil Diameter: 6.3 mm Date: 01-05-2007
Fixation Target: Central Background: 31.5 ASB Visual Acuity: 6/6 Time: 8:35 AM
Fixation Losses: 3/17 Strategy: SITA-Standard RX: -0.75 DS +2.00 DC X 104 Age: 53
False POS Errors: 6 %
False NEG Errors: 0 %
Test Duration: 06:14

Fovea: OFF

GHT
Outside normal limits

MD -10.12 dB P < 0.5%
PSD 12.23 dB P < 0.5%

Total Deviation

Pattern Deviation

:: < 5%
▨ < 2%
▩ < 1%
■ < 0.5%

The Eye Associates
Level 4, 187 Macquarie St
Sydney NSW 2000
(02) 9247 9972

© 2005 Carl Zeiss Meditec
HFA II 750-10671-4.0/4.0

Fig. 12. Pérdida extensa (de 'fase terminal') del campo visual
en el ojo izquierdo a causa del glaucoma. Los cuadrados negros
indican una pérdida de visión extensa y dramática tanto encima
y por debajo de la línea horizontal, de forma que los escotomas
se han unido y formado un círculo. La visión remanente es un
túnel central y una creciente en el lado izquierdo. En esta fase
de pérdida, la mayoría de los pacientes están conscientes de
su discapacidad visual: su movilidad puede verse restringida,
especialmente si el otro ojo también presenta daño, por lo que
las caídas y lesiones son más comunes.

3. Los siete 'pecados' del glaucoma

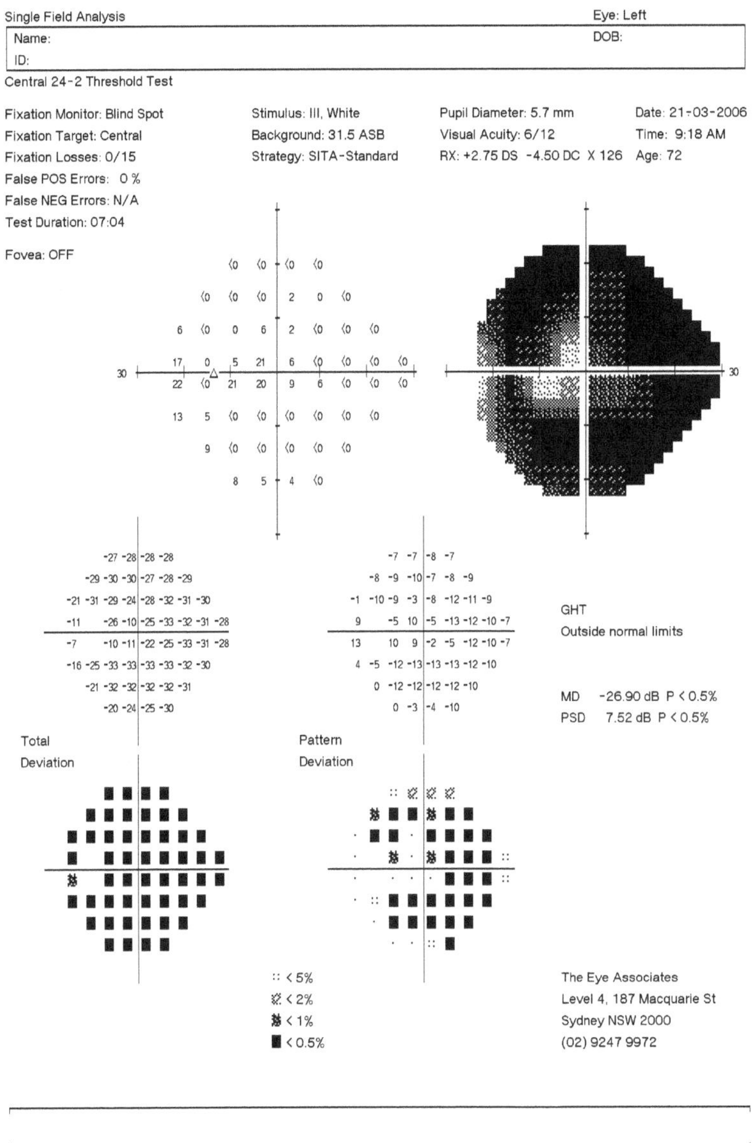

3.2 Pecado 2: No detectar el daño progresivo

Si su programa de tratamiento no es revisado en intervalos oportunos, si usted no asiste a las evaluaciones de seguimiento, o si no se somete a los exámenes adicionales (como las mediciones de campo visual y disco óptico) tal como se requiere, usted está aumentando las probabilidades de no detectar el daño continuo a su vista.

El glaucoma tiende a ser implacable. Toma todas las oportunidades para destruir. Se lo ha comparado al océano: como nunca se sabe cuándo vendrá la próxima ola grande, es mejor no sacarle los ojos de encima. Hay que mantenerse vigilante. Usted debe permanecer alerta e informado.

Su oftalmólogo y usted son aliados en la lucha contra la enfermedad. Necesitan trabajar juntos en la estrategia de tratamiento con mayores probabilidades de mantenerlo a salvo, y luego revisar periódicamente que usted de hecho esté protegido.

Ningún paciente de glaucoma en tratamiento debe dejar pasar más de un año entre evaluaciones. La mayoría de los pacientes de glaucoma necesitan revisiones cada tres o seis meses, dependiendo de la severidad del daño y la aparente estabilidad de la enfermedad gracias al tratamiento. Mientras más leve sea el daño, más efectivo será el tratamiento, mayor estabilidad se demostrará en el seguimiento, y mayor será el intervalo seguro entre visitas. La Figura 13 muestra un panorama de tres campos visuales con daños progresivos posibles. La Figura 14 muestra dos campos visuales sin cambios aparentes.

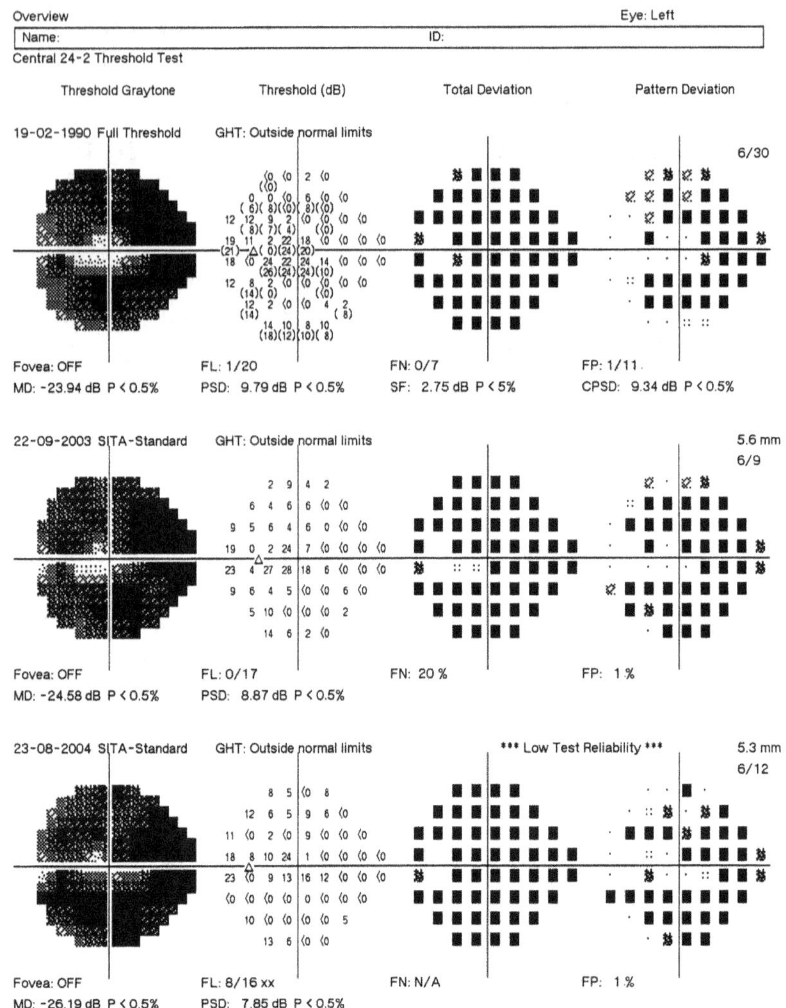

Fig. 13. Impresión panorámica de tres campos visuales de un ojo izquierdo con daño muy avanzado en un periodo de 14 años. La progresión posible del daño se muestra con un aumento en el parámetro de la desviación media (DM) de -23.94 a -26.19. La interpretación debe tomar en cuenta el número significativo de pérdidas de fijación (FL) y, en el pasado, la tasa de falsos negativos (FN). Realizar un examen de campo visual de diez grados ayudaría a entender la estabilidad o inestabilidad del túnel central de la visión.

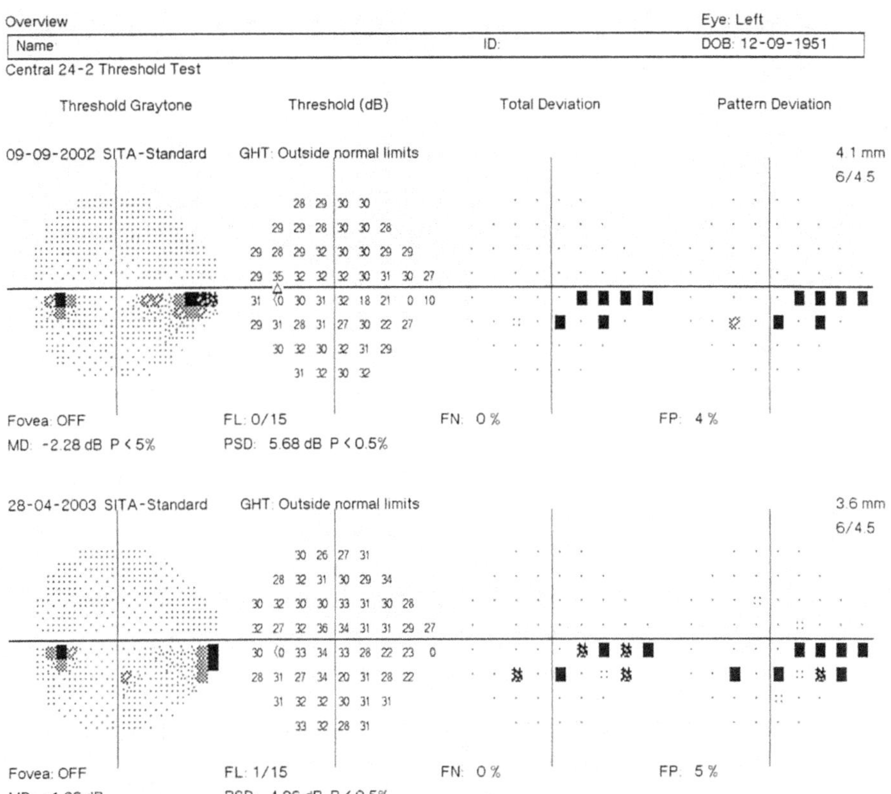

Fig. 14. Campos visuales del ojo izquierdo mostrando daño leve a moderado en un escotoma arqueado inferior, que parece no haber cambiado en un periodo de ocho meses. El número relativamente bajo de falsos positivos (FP) no afecta la interpretación.

3.3 Pecado 3: No diferenciar entre subtipos de glaucoma

El tratamiento efectivo depende del diagnóstico preciso y esto es responsabilidad exclusiva del oftalmólogo. Debe diferenciarse entre el glaucoma de ángulo abierto, de ángulo cerrado y secundario para cada persona, y usted debe entender qué tipo de glaucoma padece. Una parte importante del examen oftalmológico que ayuda a hacer este diagnóstico es la gonioscopía. La Figura 15 capta la apariencia del ángulo de la cámara anterior mostrando la malla trabecular. La Figura 16 es una ilustración de las mismas estructuras.

La mayoría de los glaucomas son llamados *primarios*. Esto significa que ocurren sin causa detectable. El glaucoma secundario ocurre en ojos con una

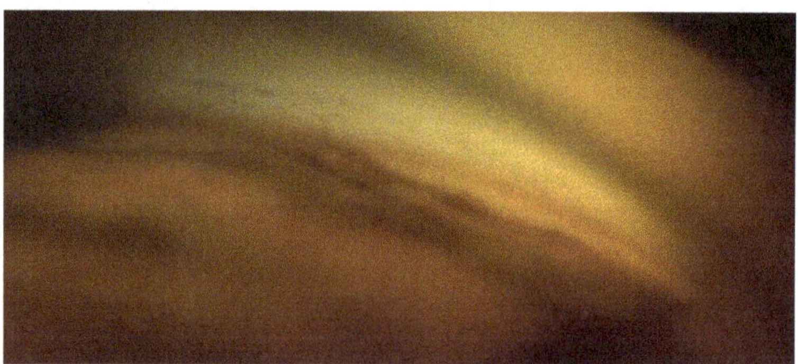

Fig. 15. Vista de la lámpara de hendidura a través del gonioscopio, mostrando el interior de la córnea arriba, el iris coloreado abajo y entre los dos el drenaje de la malla trabecular. Nótese cómo en el lado izquierdo de la foto el iris está atrapado hacia adelante contra el drenaje por tejido cicatricial llamado sinequia periférica anterior, causado por la cicatrización que se da a causa de la frotación continua y prolongada de la malla trabecular contra el iris.

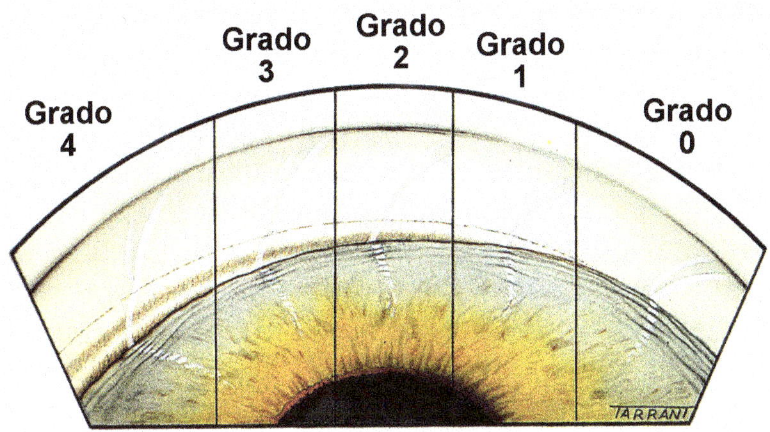

Fig. 16. Dibujo esquemático de la vista gonioscópica del ángulo de drenaje mostrando estrechamiento progresivo de izquierda a derecha. A la izquierda, el ángulo de drenaje está bien abierto y la malla trabecular no está obstruida en absoluto. A la derecha, como el iris bloquea totalmente la malla trabecular, el ángulo es cerrado.

enfermedad que llevan al problema, como lesiones previas, uso prolongado de medicamentos esteroides, inflamación en el ojo (iritis o uveitis), o problemas con el lente que enfoca o la córnea (la ventana delantera del ojo o equivalente al vidrio de un reloj).

Un ejemplo de glaucoma secundario es el glaucoma pigmentario, que tiende a afectar a hombres ligeramente miopes entre los 20 y 30 años. Los granos de pigmento del fondo del iris se liberan y quedan atrapados en la malla trabecular. Con el tiempo, los mecanismos de defensa de la malla se ven sobrepasados, la resistencia al flujo de salida aumenta y la presión ocular sube, poniendo en riesgo a las fibras nerviosas ópticas y, por lo tanto, a la vista.

El *glaucoma primario* se divide en dos tipos: de *ángulo abierto* y de *ángulo cerrado*.

¿Qué es el ángulo? Es el 'callejón sin salida' de la cámara frontal del ojo, denominada cámara anterior, y está compuesta por la córnea en el frente y el iris (la parte coloreada del iris) por detrás. En el ángulo se ubica la vía convencional del flujo de salida del humor acuoso, la malla trabecular. Imagínese una tira delgada de drenaje de agua al pie de un garage; convierta esa tira en un círculo y tendrá la malla trabecular de 0.5 mm de ancho de su ojo, ubicada en el borde circular externo de la parte coloreada del ojo cuando la ve desde el frente.

Para acceder a la malla trabecular y drenar el ojo, el humor acuoso debe pasar entre el espacio progresivamente estrecho entre la córnea y el iris (Figuras 1 & 4). Algunos ojos tienen una cámara anterior profunda con un ángulo abierto amplio, mientras que otros son más superficiales con un ángulo estrecho. Esto es resultado de lo que usted ha heredado de sus padres.

A medida que envejecemos, el lente cristalino que enfoca detrás del iris crece como el tronco de un árbol, expandiéndose gradualmente durante las décadas, empujando el iris hacia adelante y haciendo así que la cámara anterior sea menos profunda, estrechando el paso a la malla trabecular; es decir, el ángulo se estrecha progresivamente con el paso de las décadas. Esto es normal y le ocurre a todos. Si uno comienza con una cámara anterior profunda, esto no impacta en la manera que fluye el humor acuoso. Sin embargo, si uno comienza con una cámara anterior poco profunda, este estrechamiento progresivo puede hacer que el iris empiece a hacer contacto con la malla trabecular, bloqueando el flujo de salida del humor acuoso, dañando la malla y causando que la presión ocular suba.

La gonioscopía identifica esta situación. Como el tratamiento para esta situación es diferente de los enfoques para el glaucoma de ángulo abierto, debe ser identificada tan temprano como sea posible en el curso del tratamiento. Existen varios tipos de medicamentos orales para diversas enfermedades que una persona con glaucoma de ángulo cerrado no debe tomar, especialmente si no se ha sometido a tratamiento láser para rectificar esto (ver página 109).

Pregunte siempre a su oftalmólogo qué tipo de glaucoma sufre, y asegúrese de entender qué enfoques de tratamiento son necesarios específicamente para usted.

3.4 Pecado 4: No diagnosticar adecuadamente el estadío de severidad de la enfermedad

Los pacientes con enfermedades que amenazan su vida a menudo son admitidos a terapia intensiva, mientras que aquellos con enfermedades leves a moderadas son tratados en unidades de hospital o en departamentos ambulatorios. Los mismos principios guían el manejo del glaucoma, sin el riesgo a la vida.

Un paciente de glaucoma puede tener un campo visual convencional normal (luz blanca proyectada sobre una superficie blanca), sugiriendo enfermedad temprana sin necesidad de tratamiento intensivo. Sin embargo, una perimetría más selectiva, con tecnología de doble frecuencia o anillos, por ejemplo, puede revelar áreas extensas de defectos en el campo visual. Las imágenes del disco óptico pueden mostrar una pérdida severa de las fibras nerviosas retinianas.

Dicha diferencia entre técnicas convencionales y alternativas de perimetría pueden ocurrir debido a la preponderancia de varios tipos de células retinianas. Mientras que la perimetría convencional examina todas las células y sus resultados están dominados por las respuestas del grupo parvo-celular (células pequeñas), la perimetría alternativa puede examinar selectivamente las menos comunes magno-células (células grandes). Si se cuenta desde un principio con menos magno-células, la pérdida inducida por el glaucoma de este número menor de células puede ser evidente más rápido. El mayor número de parvo-células significa que hay mayor redundancia (reservas) en aquellas partes del sistema de la vista y, por lo tanto, hace falta más daño antes que los exámenes puedan detectar la pérdida.

Esta es una manera en la que el glaucoma puede ser 'engañoso'. Mientras que el oftalmólogo busca comienzos de daño o progresión con la perimetría estándar (acromática o 'blanco de luz blanca sobre fondo blanco'), muchas células pueden estar siendo destruidas 'silenciosamente'.

No reconocer este proceso puede resultar en un tratamiento inadecuado y que no acelera como debería a medida que la enfermedad progresa. Debido a que la brecha entre los niveles de PIO donde ocurrió el daño y los niveles de PIO del tratamiento constituye el margen de seguridad visual, mientras más severo sea el daño, más se debe reducir la PIO para proteger contra el daño futuro. A veces se necesita una cirugía para lograr una PIO suficientemente baja.

Además de estas limitaciones relacionadas con la tecnología que enfrenta el oftalmólogo, la falta de conocimiento sobre la severidad de la enfermedad puede llevar a los pacientes a no cumplir y no persistir con la terapia.

3.5 Pecado 5: Reducción insuficiente de la presión ocular

En un gran estudio sueco, 45% de los pacientes tratados con una reducción promedio de PIO del 25% (cerca de 5 mmHg a partir de la línea de base sin tratamiento), continuaron mostrando progresión de la enfermedad. Para ellos, esta cantidad de reducción de PIO fue insuficiente para mantener la salud visual. **Cada paciente necesita una reducción de PIO suficiente para llegar a un nivel seguro, determinado por el oftalmólogo como PIO 'meta'.**

Determinar la PIO 'meta' para un paciente es una suposición calculada por el oftalmólogo que depende de la severidad de la enfermedad, la esperanza de vida, el nivel de PIO sin tratamiento o inseguro, qué tan cerca se encuentra el daño visual medido al punto de fijación (que usamos para leer, escribir, ver TV, usar la computadora, por ejemplo) y la presencia de otras características contributivas como el grosor central de la córnea.

A partir de varios grandes estudios clínicos prospectivos, parece que una reducción del 30% de la PIO debería ser suficiente para proteger la visión de la mayoría de los pacientes con glaucoma leve a moderado. Para aquellos con daño más avanzado, a veces se requiere una reducción del 40% al 50%. A menudo esto se traduce en una PIO absoluta de 18 mmHg o menos para casos leves, 15 mmHg o menos para casos moderados, y 12 mmHg o menos para aquellos con daño avanzado.

Mientras que el concepto de una PIO meta es útil para guiar las estrategias de tratamiento, debe ser flexible para cada paciente: lo que puede ser seguro para un paciente de 50 años puede no serlo para uno de 60. Otras dolencias, como la presión alta siendo tratada en simultáneo, el inicio de la diabetes, o la apnea del sueño, por ejemplo, pueden requerir un cambio en la PIO meta. Aunque el oftalmólogo no trata al paciente de forma sistémica, debe tomar en cuenta la salud integral de la persona para poder tratar la vista adecuadamente.

Una vez que se ha estimado la PIO meta y el tratamiento ha sido ajustado para obtenerla, para ser efectiva, el cuidado continuo demanda monitoreo para asegurar que la PIO de hecho es segura para el paciente en ese punto. Esto es un 'uso inteligente del tiempo'.

Como la presión sanguínea, la presión del ojo fluctúa segundo a segundo (con los latidos del corazón, por ejemplo, tocando un instrumento musical de viento o con movimientos del globo ocular), hora a hora (dependiendo de la ingesta de fluidos, el ejercicio o el ritmo diario y los niveles hormonales), día a día y de estación a estación (más alta en invierno y más baja en verano). Medirla una sola vez cada varios meses sólo da una pista de su nivel. Los picos diarios de PIO pueden ser tan importantes para el daño glaucomatoso como el promedio diario. No obstante, medir la PIO cada tantas horas no es práctico, y los resultados de los diversos tonómetros para usar en casa no han probado ser confiables, precisos o reproducibles en la experiencia de la mayoría de los pacientes.

Una manera que se ha demostrado revela las presiones pico diarias es la prueba de hidratación oral (PHO).

Luego de un par de horas de ayuno de líquidos, el paciente bebe 800 ml de agua o 10 ml de agua por cada kilogramo de peso corporal. La PIO es medida antes y después de 15, 30, 45 y a veces 60 minutos luego de haber bebido el agua. La PIO aumenta hasta un pico y luego comienza a caer. En cerca de 87% de los pacientes, el pico de PIO luego de la PHO corresponde de cerca al pico diario de PIO. Si el pico detectado en tratamiento está por encima del nivel meta para ese paciente, quizás el tratamiento deba ser ajustado para no solo reducir la PIO, sino también suavizar los niveles pico.

La PHO es similar a las pruebas de estrés cardiaco con ejercicio, los cuales son ampliamente utilizados por los cardiólogos. El concepto de pruebas de estrés es bien conocido fuera del campo de la oftalmología.

3.6 Pecado 6: Tardanza en el tratamiento temprano

Basándose en estudios de pequeñas poblaciones con periodos de seguimiento relativamente cortos, hace una década un grupo de especialistas de glaucoma internacionalmente reconocidos declaró que el glaucoma de fase temprana quizás no requiera tratamiento. El tratamiento debe ser administrado temprano, dijeron, solo en el caso de un glaucoma secundario a otras dolencias oculares, como aquéllos con presión ocular alta y personas jóvenes (dado que, con una mayor esperanza de vida, tienen un riesgo mayor de discapacidad visual). Estas situaciones son menos comunes, y si esta opinión prevaleciera, la abrumadora mayoría de pacientes de glaucoma no recibirían tratamiento hasta que la enfermedad hubiera causado un daño moderado, cuando no aún peor.

Este mismo grupo de colegas recomendó no tratar a aquellos pacientes cuya tasa de daño visual fuera poco probable que afectara su calidad de vida, tomando en consideración su esperanza de vida anticipada.

Observamos con alarma este enfoque clínico pasivo y casi nihilista. **Ningún clínico es capaz de prever con certeza cuánto más es probable que viva un paciente individual, ni qué tan rápido puede progresar la enfermedad en el futuro.** Aunque los programas de software que interpretan los resultados del campo visual han mejorado enormemente y pueden predecir la progresión probable para los siguientes cinco años basándose en la progresión del daño de los últimos años, no son un método a prueba de error para guiar la estrategia de tratamiento si son utilizados de manera exclusiva. Es demasiado fácil depositar una confianza excesiva en su precisión.

Afortunadamente, estos colegas lograron ver el peligro inherente en sus recomendaciones, y estos conceptos de no tratamiento ahora ya han sido consignados a la historia.

3.7 Pecado 7: Falta de cumplimiento del paciente de las recomendaciones de tratamiento

La falta de adherencia consiste en no seguir, accidental o voluntariamente, los tratamientos recomendados

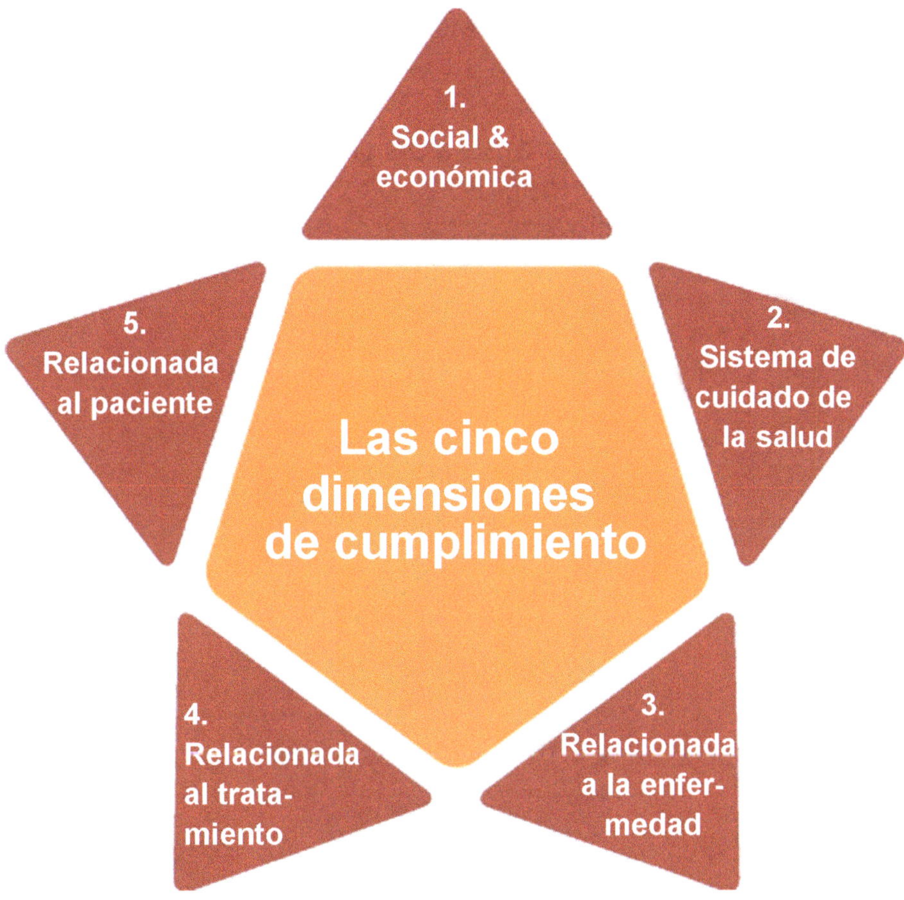

Fig. 17. La falta de adherencia consiste en no seguir, accidental o voluntariamente, los tratamientos recomendados directa o implícitamente por el médico. Se conoce a veces como falta de cumplimiento.

directa o implícitamente por el médico. Se conoce a veces como falta de cumplimiento.

Otro aspecto de la falta de cumplimiento es el no persistir con el programa de tratamiento en el tiempo. Otro más involucra las barreras físicas que tiene el paciente para aplicarse el medicamento; esto se aplica particularmente a la habilidad para aplicarse gotas oculares.

Múltiples factores afectan el cumplimiento del individuo: parece ser una combinación de estos factores lo que determina el cumplimiento. La Organización Mundial de la Salud ha delineado cinco dimensiones amplias, o

¿Por qué hay falta de cumplimiento entre pacientes de glaucoma?

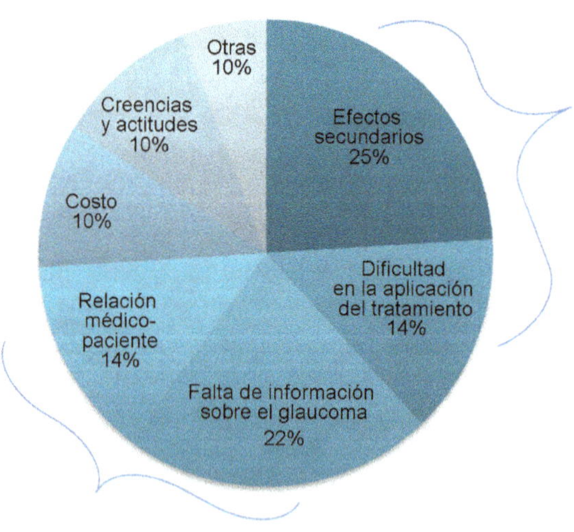

Fig. 18. Razones de falta de cumplimiento para pacientes de glaucoma dentro de las cinco dimensiones amplias.

factores, que pueden afectar el cumplimiento (Figura 17). La combinación relevante para cualquier individuo puede cambiar con el tiempo. Las razones posibles se muestran en la Figura 18.

La falta de cumplimiento puede ocurrir en cualquier momento durante el manejo de la enfermedad, desde no iniciar el tratamiento, pasando por iniciar de forma confiable y luego abandonar, hasta el uso inadecuado de medicamentos de forma continua y/o errática (Figura 19).

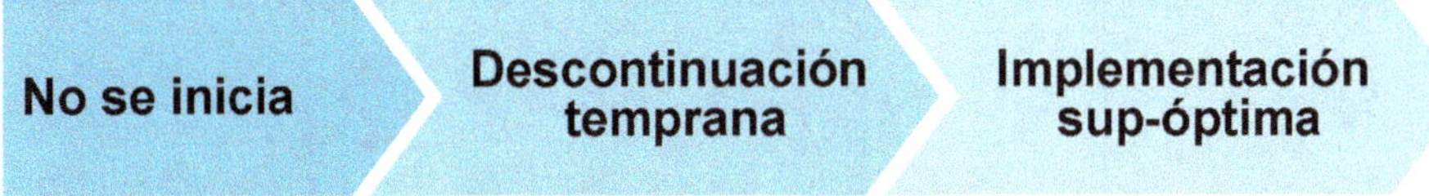

Fig. 19. Las varias fases de manejo de la enfermedad en las cuales puede darse falta de cumplimiento.

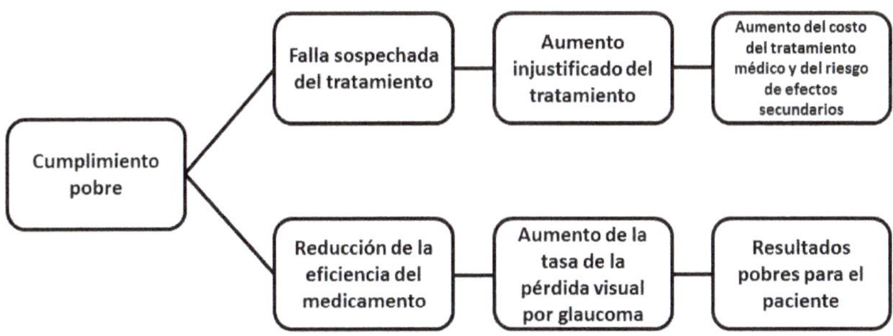

Fig. 20. Si las gotas son usadas justo antes de una consulta pero no entre consultas al médico, el daño visual puede ser peor, pero la PIO parece estar 'controlada' durante la consulta. El oftalmólogo puede aumentar el tratamiento (innecesariamente, ya que el tratamiento original funciona pero no está siendo utilizado) con medicamentos adicionales para tratar de reducir aún más la PIO con un mayor riesgo de efectos secundarios, mayor costo y mayor complejidad de la terapia.

La falta de cumplimiento puede tener consecuencias reales (Figura 20).

Mientras más gotas oculares se necesiten cada día, menos tiende la persona a cumplir. En un estudio, por ejemplo, los siguientes porcentajes de pacientes fallaron de una manera u otra:

Prescripción	Cumplimiento de la prescripción	Aplicación en horarios correctos
1x	79%	74%
2x	69%	58%
3x	65%	46%
4x	51%	40%

Algunos pacientes dejan de usar deliberadamente sus gotas oculares antes de su cita regular con el oftalmólogo para ver si 'realmente' necesitan seguir usándolas. Si la presión ocular justo cae en el rango 'normal', asumen erróneamente que el medicamento no es necesario. Esto demuestra una completa confusión en cuanto a la naturaleza siniestra del glaucoma.

Algunos pacientes olvidan o evitan sus gotas oculares entre las consultas, pero recuerdan usarlas cuando van a consultar con el oftalmólogo. Después de la consulta, especialmente si no se detecta mayor daño, continúan utilizando sus medicamentos erráticamente.

Esto es como dejar la puerta delantera de su casa sin echar llave. Si un ladrón no prueba la cerradura, usted no pierde nada. Sin embargo, si un ladrón prueba la puerta y entra fácilmente, usted puede notar o no que le han robado. Lo mismo pasa con el glaucoma y su vista: usted puede salvarse (por un tiempo) o puede perder algo de vista pero no darse cuenta, o puede perder algo de vista y notarlo inmediatamente (especialmente si ocurre cerca del centro de la vista, que se necesita para leer, escribir, ver TV, reconocer rostros y demás).

Su visión es como un pedazo de queso: tiene una cierta cantidad y nada más. El glaucoma es como un ratón royendo el queso: lo comido desaparece para siempre, no puede ser recuperado. Nuestro tratamiento puede paralizar al ratón, pero no puede matarlo: **podemos retrasar o detener el glaucoma, pero no podemos curarlo.** Mantener baja la presión ocular es lo que mantiene su vista protegida al detener el proceso de la enfermedad. Si el tratamiento es utilizado de forma errática y la presión fluctúa, la enfermedad toma un poquito más y otro poquito más de su vista no renovable, de la misma manera que el ratón con movilidad es capaz de tragarse un poco más del queso.

Siga el plan de tratamiento que ha acordado con su oftalmólogo. Si ve que no puede hacerlo por cualquier razón, discútalo con él. Bajar la presión ocular para proteger su vista no solo puede hacerse con gotas oculares: hay otras estrategias posibles, como las técnicas de láser y la cirugía. Si un programa no le funciona, admítalo y dígaselo a su oftalmólogo. Así será capaz de acordar un programa alternativo que proteja su vista.

Recuerde, el oftalmólogo está de su lado; el glaucoma es el enemigo. Con su oftalmólogo como aliado contra la enfermedad que lo ataca, usted debe ser capaz de encontrar una solución que funcione.

Puntos focales

- Las gotas no necesitan ser aplicadas exactamente a la misma hora cada día: eso sería imposible. Intente vincularlas a los hitos de su día, como luego de caminar, al afeitarse, con el desayuno o la cena, al cepillarse los dientes o antes de dormir.

- Si las gotas no reducen su PIO tanto como es necesario, existen otras opciones, como la terapia láser y una variedad de procedimientos quirúrgicos.

- En algunas situaciones, su médico puede recomendar procedimientos quirúrgicos en la fase temprana del tratamiento, como en el caso de un glaucoma muy avanzado o un sistema de drenaje obstruido, especialmente si la presión ocular es demasiado alta.

- La trabeculectomía sigue siendo la cirugía 'de referencia' entre las cirugías de glaucoma. Es probable que su visión esté borrosa y fluctuante tras la cirugía, incluso durante unos meses. Su oftalmólogo le guiará con cuidado a través de este proceso.

- Si se ha operado de glaucoma y desarrolla una infección, busque ayuda inmediatamente.

- Las pistas de una posible infección son el ojo rojo e irritado, especialmente con descarga de pus amarillenta o párpados pegajosos, particularmente al despertar por la mañana.

4. El tratamiento del glaucoma

Se sabe que lo que mantiene a la vista protegida es la reducción tanto de la presión ocular pico como la promedio; de hecho, la brecha entre los niveles de presión ocular cuando el daño estaba ocurriendo y los niveles de presión ocular en tratamiento es el margen de seguridad visual de la persona.

Aunque hay más personas con un nivel elevado de presión ocular que no tienen glaucoma que personas con un nivel de presión elevado que sí tienen glaucoma, y a pesar del hallazgo de que una proporción sustancial de los enfermos de glaucoma tienen niveles de presión 'normal' (30% en Australia, 80% en Corea, 90% en Japón), la presión ocular ayuda a determinar el riesgo de inicio del daño glaucomatoso así como el riesgo de daño progresivo.

Tradicionalmente, el enfoque de tratamiento del glaucoma ha sido comenzar la terapia con un solo medicamento en formato de gotas oculares y, de ser necesario, aumentar su efectividad añadiendo medicamentos adicionales. Si no es posible encontrar una combinación de gotas oculares que sea tolerada, no demasiado problemática para utilizar, y lo suficientemente fuerte para reducir la presión ocular a niveles seguros, el tratamiento láser se convierte en una opción: en el caso de glaucoma de ángulo abierto es la *trabeculoplastia* (una técnica quirúrgica sin incisiones). A veces, se puede ofrecer la trabeculoplastia láser en vez de medicamentos o medicamentos adicionales. Si nada de esto conduce a la presión ocular meta, la cirugía incisional es el siguiente paso.

En algunos casos, dependiendo del número de factores (si la presión ocular es muy alta y el daño es muy avanzado, por ejemplo), es posible que la cirugía incisional sea recomendada como una opción muy temprana. Es la manera más eficiente para evitar la progresión del glaucoma. Sin embargo, dado que la cirugía incisional puede tener resultados impredecibles y conlleva riesgos significativos para la vista (sangrado, infección, formación de catarata, por ejemplo), usualmente se reserva para una fase tardía en el enfoque de tratamiento para la mayoría de los pacientes.

4.1 Tratamiento con medicamentos (gotas oculares)

Existen cinco familias de medicamentos que reducen la presión ocular. Para entender cómo funcionan, imagínese un lavatorio: el agua fluye del grifo al lavatorio, circula dentro del lavatorio y luego escapa por el drenaje. Cualquier cosa que interfiera con la circulación del agua en el lavatorio o la velocidad con la que el fluido pasa a través del drenaje causará que el nivel de agua en el lavatorio comience a subir. De forma similar, la presión en el ojo aumenta si algo bloquea la circulación o reduce la función del drenaje.

En concepto, el ojo es similar: el humor acuoso es bombeado activamente al ojo (por el cuerpo ciliar), llevando los nutrientes esenciales a los tejidos vivientes que se encuentran adentro. Circula alrededor del ojo, nutriendo las diversas estructuras que enfocan la luz, y luego es retirado a través de una de dos vías de salida. La primera, la vía convencional, es a través de la malla llamada trabéculo; la otra es la vía no convencional o uveoescleral. Por cualquiera de estas vías, el fluido retorna eventualmente al flujo sanguíneo para ser renovado.

Si la circulación dentro del ojo es perturbada, el humor acuoso no puede llegar a ninguno de los dos sistemas de drenaje, y esto es causado usualmente por un glaucoma secundario (el resultado de alguna otra enfermedad en proceso que afecta las estructuras internas del ojo) o por el cierre del ángulo (causado por el crecimiento constante de la lente del ojo que causa un progresivo amontonamiento de las estructuras del ojo cuando éste presenta una anatomía genética específica). Como estos tipos de bloqueo pueden causar que la presión ocular aumente a niveles muy altos rápidamente (como un tapón en el drenaje del lavatorio), a veces los diferentes tipos de glaucoma requieren programas de tratamiento específicos.

El tipo más común, el glaucoma de ángulo abierto, no presenta un bloqueo obvio al flujo del fluido dentro del ojo y tampoco una interferencia aparente en las vías de drenaje. No obstante, estas vías sencillamente no trabajan lo suficientemente rápido. Es similar al taponamiento del drenaje del lavatorio con hojas de té o algún otro tipo de detrito.

Entonces, ¿cómo funcionan las cinco familias de medicamentos que reducen la presión ocular?

Algunas de ellas reducen la velocidad a la cual el humor acuoso es bombeado al ojo, mientras que otras mejoran el desempeño de una o ambas vías del flujo de salida. Las combinaciones de medicamentos que funcionan mediante distintos mecanismos pueden resultar muy útiles para reducir aún más la presión ocular si un medicamento no es lo suficientemente efectivo. En este caso, un medicamento puede hacer que la bomba funcione más lento mientras que otro mejora el flujo de salida del drenaje, algo como cerrar un poco el grifo y limpiar el drenaje del lavatorio al mismo tiempo.

Usualmente, hay un solo medicamento en cada frasco de gotas oculares. Pero cada vez es más frecuente que existan combinaciones fijas de medicamentos disponibles alrededor del mundo. En estos casos, dos (o a veces incluso más) medicamentos son utilizados en un mismo envase, por lo que una gota aplica dos o más medicamentos. Esto mejora la conveniencia enormemente para el paciente, porque significa que hay menos contacto con los conservantes en la mayoría de los envases (usados para esterilizarlos, pero que pueden causar irritación en la superficie del ojo), menos envases por comprar cada vez (ahorrando dinero) y sin tener la necesidad de esperar al menos cinco minutos entre la aplicación de cada envase para mejorar la penetración, y por ende la potencia de cada medicamento.

¿Cuáles son las cinco familias? Los medicamentos que reducen la velocidad de flujo de entrada son de la familia de los beta-bloqueantes, adrenérgicos alfa-2 e inhibidores de la anhidrasa carbónica.

Los **beta-bloqueantes** incluyen el timolol, levobunolol, betaxolol y carteolol. El más utilizado es el timolol; estuvo disponible a partir de 1978, y dado que es bien tolerado y efectivo, revolucionó el tratamiento médico en esa época. Inicialmente, era utilizado rutinariamente dos veces al día (como todavía son utilizados los otros beta-bloqueantes), pero las investigaciones posteriores sugirieron que para el 90% de los pacientes, una sola aplicación de timolol al día era suficientemente potente como dos veces al día. Por lo tanto, al ser recetado como un agente único o en combinación con un análogo de la prostaglandina, hoy en día el timolol es aplicado solo una vez al día.

Muy rápidamente, la mayor parte del uso del timolol ha sido incorporado a otro medicamento en una combinación fija de producto. La frecuencia con la que debe ser usado está gobernada por la frecuencia requerida por el medicamento acompañante. Por lo tanto, al ser combinado con prostaglandinas como latanoprost (XalaCom), travoprost (DuoTrav) o bimatoprost (GanFort), se recomienda solo una vez al día. Al ser combinado con un inhibidor de la anhidrasa carbónica como dorzolamida (Cosopt) o brinzolamida (Azarga), o con un agonista alfa-2 como brimonidina (Combigan), se recomienda dos veces al día.

En un número apreciable de pacientes, el timolol puede causar efectos secundarios potencialmente serios. Puede precipitar o agravar la respiración sibilante, el asma y la tos, así como reducir la presión sanguínea y la frecuencia cardiaca. Por ende, debe ser utilizado con cautela en cualquiera que tenga problemas respiratorios o cardíacos. El timolol también puede enmascarar señales de advertencia de azúcar baja en la sangre en pacientes insulino-dependientes con diabetes mellitus (temblores y sudoración). Todos los médicos a cargo de su salud deben saber qué gotas oculares está usando, especialmente si es timolol, debido a los efectos potenciales para su salud.

Los denominados beta-bloqueantes selectivos, tales como el betaxolol (Betoptic) tienen mucha menor chance de causar problemas respiratorios o circulatorios que el timolol, pero puede que no reduzcan la presión ocular tan efectivamente.

En algunos pacientes, se describe que el timolol contribuye a una sensación general de cansancio y falta de energía, depresión, disminución de la libido, e incluso a un aumento de la pérdida de cabello en hombres. Afortunadamente, estos efectos secundarios son relativamente poco comunes.

Una forma efectiva de reducir la absorción general al cuerpo de cualquier medicamento aplicado en el ojo y, por ende, de reducir significativamente las probabilidades de efectos secundarios generales es cerrar los ojos sin parpadear y presionar con la parte

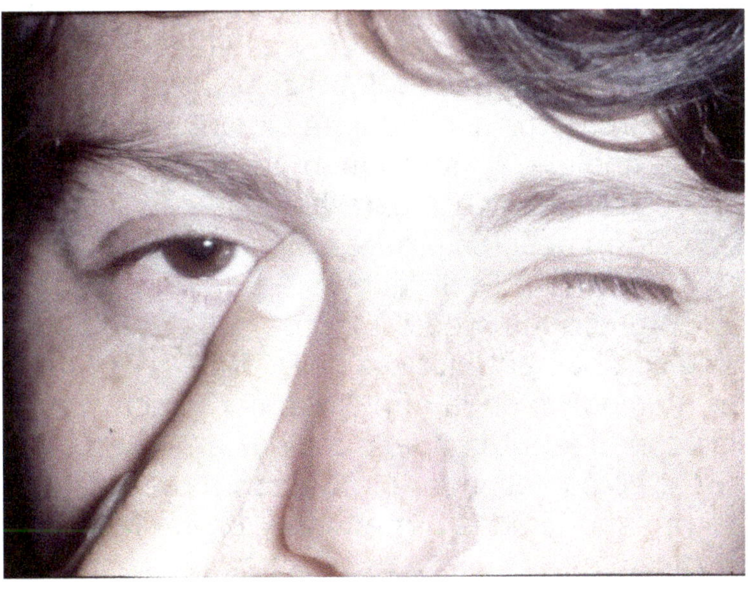

Fig. 21. Vea como la parte pulposa del dedo índice empuja atrás hacia los párpados a los lados del ojo (oclusión digital de los conductos lacrimales), y como el ojo izquierdo está simplemente cerrado sin parpadear. Haga las dos cosas en simultáneo durante al menos dos minutos.

pulposa del dedo índice los conductos lacrimales ubicados en el extremo de los párpados al lado de la nariz por al menos dos y preferiblemente tres minutos luego de aplicar cada gota. Vea la Figura 21 y pídale a su oftalmólogo que le muestre cómo hacerlo. Bloquear los conductos lacrimales retiene el medicamento en el ojo durante más tiempo, permitiendo una mejor penetración y efectividad y, a la vez, reduciendo en dos tercios la cantidad del medicamento absorbido por su cuerpo.

Los **inhibidores de la anhidrasa carbónica** han sido utilizados para controlar la PIO desde 1954, pero la mayoría del tiempo en forma de pastillas: acetazolamida (Diamox) y metazolamida (Neptazane). Son potentes, pero causan efectos secundarios significativos como letargo, somnolencia, hormigueo en manos y pies, gusto alterado —especialmente para bebidas carbonatadas—, malestar estomacal, calambres musculares e incluso piedras en el riñón. Dado que están emparentadas lejanamente con los medicamentos sulfa, cualquiera que sea alérgico a los antibióticos sulfa debe tener cuidado al usar inhibidores de la anhidrasa carbónica. Tomar las pastillas con alimentos puede ayudar a prevenir muchos de estos efectos secundarios. Debido a todo esto, estas pastillas no son usadas a menudo y preferiblemente no a largo plazo.

Los preparados de gotas oculares de inhibidores de la anhidrasa carbónica recién estuvieron disponibles en la década de 1990. No son tan efectivos como sus medicamentos hermanos en pastillas, pero son tolerados mucho mejor. Pueden causar ardor en la superficie ocular por un momento, algo de enrojecimiento y un sabor ácido en la boca. Los dos disponibles más comunes son dorzolamida (Trusopt) y brinzolamida (Azopt). Estos pueden estar combinados con timolol con los nombres comerciales 'Cosopt' o 'Azarga', respectivamente; se necesitan dos aplicaciones al día.

Los **agonistas adrenérgicos alfa-2** también estuvieron disponibles a partir de la década de 1990. Mientras que su efecto principal es reducir la velocidad de la bomba de humor acuoso para así reducir la presión ocular, también pueden mejorar el flujo de salida no convencional y así tener un mecanismo de acción dual. Estos medicamentos pueden reducir la PIO muy rápidamente, siendo muy útiles cuando hay picos de presión por cualquier razón. Dos son utilizados, dos veces al día: apraclonidina (Iopidina) y brimonidina (Alphagan, Alphagan-P y Alphagan Z) como productos independientes, o brimonidina combinada con timolol en Combigan. La brimonidina ahora también se encuentra disponible en combinación con brinzolamida (Simbrinza), que no contiene un beta-bloqueante.

Mientras que los agonistas alfa-2 pueden causar enrojecimiento, picazón, sequedad, ardor y sensación de cuerpo extraño en los ojos, su mayor desventaja es que el ojo a menudo desarrolla resistencia (conocida como taquifilaxis) y/o una reacción alérgica, especialmente a la apraclonidina, que puede afectar hasta a 25% de los pacientes que usan brimonidina por más de un año.

Si suficiente cantidad de medicamento ingresa a la

circulación general, los agonistas alfa-2 también pueden reducir la presión sanguínea, causar somnolencia, cansancio e incluso depresión. Estos efectos pueden ser marcados en los niños, volviéndolos totalmente inapropiados para niños con menos de 20 kg de peso corporal; deben ser utilizados con gran precaución incluso en niños más pesados y mayores.

Los medicamentos más potentes para reducir la presión son los **análogos de la prostaglandina**: latanoprost (Xalatan), travoprost (Travatan), bimatoprost (Lumigan) y tafluprost (Saflutan). Comenzaron a ser utilizados de 1998 en adelante, y representaron el mayor avance individual en el manejo del glaucoma. Siendo necesaria solo una aplicación diaria, mejoraron enormemente la conveniencia para los pacientes de glaucoma. Así como en preparados separados, los agentes de prostaglandina están disponibles en combinaciones fijas con latanoprost (XalaCom), travoprost (DuoTrav) y bimatoprost (GanFort).

Los efectos locales incluyen pestañas atractivas (más largas, gruesas y oscuras —algunas personas aman este efecto), oscurecimiento de la piel de los párpados, oscurecimiento del color de ojos (más común en aquellos con ojos color miel), enrojecimiento de la superficie ocular y los márgenes de los párpados y, ocasionalmente con su uso a largo plazo, hundimiento de los ojos a medida que los paquetes de grasa detrás de los globos oculares se encogen.

Y finalmente, está la familia de los **mióticos**: pilocarpina y carbacol. En alguna u otra forma, fueron los primeros medicamentos disponibles para reducir la presión ocular desde la década de 1860. Mejoran el flujo de salida a través de la vía convencional o trabecular, y pueden ser muy efectivos. La razón por la que son usados relativamente poco frecuentemente hoy en día es porque necesitan ser aplicados al menos dos veces al día (funcionan mejor si son aplicados cuatro veces al día) y causan efectos secundarios locales significativos.

Los mióticos contraen los músculos circulares dentro del ojo, estirando y abriendo los tejidos de drenaje para ayudar al flujo de salida. Haciendo esto, hacen que la visión se torne borrosa y, justo cuando se está despejando, es hora de la siguiente gota. También encogen la pupila, haciendo que entre menos luz al ojo, por lo que todo parece más oscuro; puede llevar mucho tiempo a una persona adaptarse cuando va de lugares con mucha luz a lugares oscuros (por ejemplo, al entrar al cine). Al estimular la contracción de los músculos internos, los mióticos también dan la sensación de tirantez o 'presión', o incluso dolor y dolor de cabeza alrededor de los ojos. ¡Con razón no son populares!

Como si todo esto no fuera suficientemente malo, los mióticos pueden provocar alergia, ardor, acelerar la formación de catarata y luego hacer que la cirugía de catarata sea más desafiante (ya que la pupila crónicamente encogida no dilata adecuadamente para la operación). Especialmente en pacientes miopes, aumentan el riesgo de desprendimiento de retina.

Cuando un medicamento es insuficiente para reducir la PIO a niveles considerados seguros, necesitamos combinaciones de agentes que trabajan de forma distinta unos de otros. No tiene sentido usar al mismo tiempo dos medicamentos distintos de la misma familia: hacerlo, no mejora la respuesta de la presión pero aumenta la probabilidad de efectos secundarios. Los medicamentos que reducen la presión ocular reduciendo el flujo de entrada (y las distintas familias hacen esto de forma diferente) o mejorando el flujo de salida, permiten a los medicamentos complementarse y mejorar el control de su presión.

Mientras que la mayoría de los medicamentos necesitan ser utilizados dos veces al día, las prostaglandinas no; una dosis diaria da el máximo beneficio, y si usted la usa dos veces al día, además de probablemente causar más efectos secundarios, funcionan con menor potencia. ¡Así que nos las utilice excesivamente para que funcionen mejor!

Aunque el máximo beneficio de un medicamento se da usualmente después de aproximadamente dos horas, con las prostaglandinas esto se da cerca de ocho horas después: tardan más en 'actuar'. Entonces, ¿cuándo es el mejor momento para aplicarse la gota diaria? La respuesta es: 'cuando usted lo recuerde mejor'. Algunas personas funcionan mejor de mañana y colapsan a la noche, a menudo olvidando las gotas porque están demasiado cansadas; si este es usted, úselas de mañana. A otras personas les cuesta arrancar de mañana, o encuentran que hay demasiado para hacer a esa hora como para acordarse de forma confiable; si esto lo describe, por favor úselas de noche.

Las gotas no necesitan ser aplicadas exactamente a la misma hora todos los días; eso sería imposible para casi todos. Intente relacionar la aplicación con hitos que tenga en el día, como al despertar, afeitarse, con el desayuno o la cena, al cepillarse los dientes o irse a la cama. Haga lo que le funcione mejor. Recuerde: las gotas no funcionan para quienes no las usan. No pueden reducir su presión ocular si están en el envase y no en su ojo. Si recordar las gotas le resulta difícil, reconozca el problema y hable con su oftalmólogo. Usted puede aprovechar un enfoque alternativo que puede proteger su vista, como las técnicas de láser.

Su oftalmólogo es su aliado contra el glaucoma. Es la enfermedad la que intenta dejarle ciego. Pídale a su oftalmólogo que lo ayude a optimizar el uso de las gotas, o considere otros tratamientos.

4.2 Estrategias de tratamiento más allá de los medicamentos: cirugía incisional y no incisional

La trabeculoplastia láser no incisional con láser de argón, diodo o de longitud de onda selectiva ha sido recomendada tradicionalmente a los pacientes cuando los medicamentos no logran reducir la presión ocular a niveles meta, no pudiendo así detener el daño glaucomatoso progresivo (cuando es un tratamiento adicional al uso continuado de gotas oculares), o

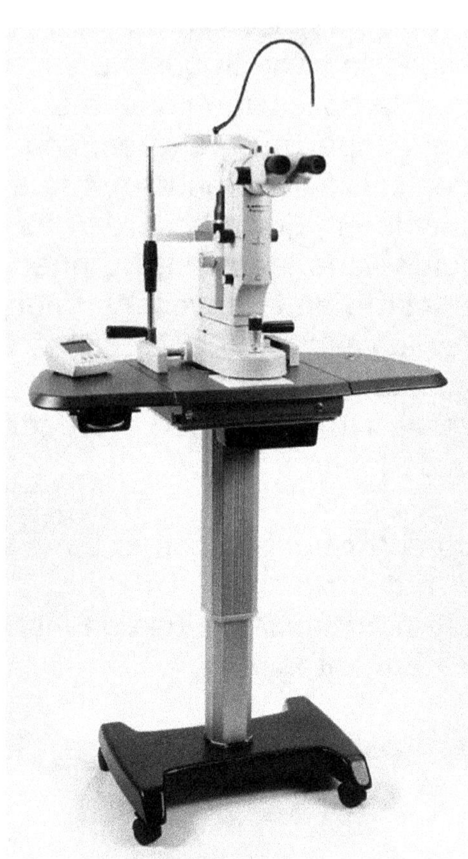

Fig. 22. Un sistema de lámpara de hendidura para la Trabeculoplastia Láser Selectiva

cuando los medicamentos tienen efectos secundarios inaceptables o éstos son demasiado onerosos para que los pacientes los usen de forma confiable. Dado que la Trabeculoplastia Láser Selectiva (TLS) (Figura 22) en particular ha probado ser relativamente efectiva y tener muy pocas complicaciones, está siendo ofrecida cada vez más frecuentemente a pacientes como una

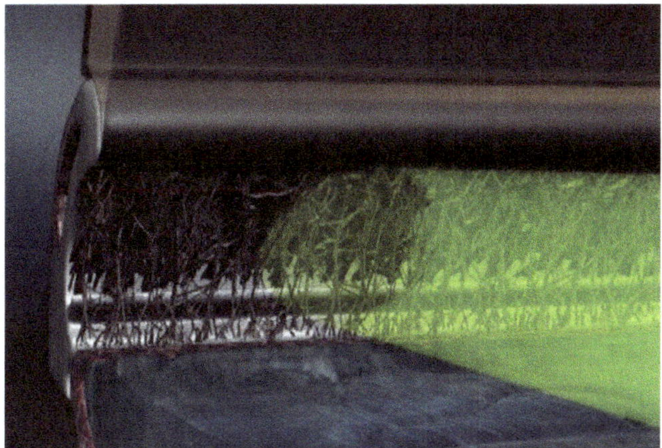

Fig. 23. Representación diagramática de la aplicación de un punto de luz de energía láser a la malla trabecular (drenaje de salida). El punto de láser cubre todo el ancho de 0.4-0.5-mm de la malla. Los puntos son ubicados secuencialmente uno al lado del otro de manera que toda la superficie interna de la malla trabecular reciba energía láser.

opción viable en cada encrucijada del tratamiento: para reemplazar a las gotas al iniciar el tratamiento o cuando el tratamiento debe reforzarse en vez de añadir un segundo, tercer o cuarto medicamento.

La energía láser es aplicada cuidadosamente a la superficie interna de la malla trabecular como una serie de puntos (Figura 23). Algunos oftalmólogos tratan de rutina los 360 grados de la malla con una aplicación del láser, en una o dos sesiones, mientras que otros tratan una sección de la malla (usualmente 180 grados), y esperan de cuatro a seis semanas para evaluar la respuesta de la presión antes de proceder con un segundo tratamiento de 180 grados si es necesario reducir aún más la presión.

Generalmente, el tratamiento láser es indoloro y
practicado con un par de gotas de anestesia tópica,
con el paciente sentado ante la lámpara de hendidura a
través de la cual se aplica la luz de energía láser. Existe
una pequeña probabilidad de inflamación leve durante
unos pocos días después con algo de enrojecimiento,
irritabilidad y quizás sensibilidad a la luz. Esto se calma
espontáneamente o, de ser necesario, se usan gotas
antiinflamatorias por unos días. Dado que existe una
probabilidad muy pequeña de que la presión aumente
luego de una trabeculoplastia láser con algunas
longitudes de onda láser, el tratamiento no siempre está
100% exento de problemas.

Cerca del 75% de los pacientes responden con un
descenso de al menos 20% de la PIO, y cerca del 50%
de aquéllos que responden positivamente todavía
demuestran beneficios cinco años después. Cuando la
reducción de la presión mengua eventualmente, la TLS
parece poder ser repetida con la misma probabilidad
de éxito que en el primer tratamiento y sin mayores
riesgos de complicaciones. Como esta reducción de
la presión puede ser bastante modesta, si la presión
es demasiado alta y el daño visual es severo (y
especialmente si éste se acerca al centro de fijación), a
veces esta estrategia es dejada de lado y se recomienda
la cirugía incisional.

El glaucoma de ángulo abierto asociado al síndrome
de dispersión pigmentaria o pseudoexfoliación es más
susceptible a responder que el glaucoma de ángulo
abierto primario, pero cuando la presión sube de nuevo
subsecuentemente, puede hacerlo de forma dramática.

Esto significa que una persona no debe sentirse falsamente reconfortada con una buena respuesta al láser pensando que ya 'está curada'. El glaucoma es como el océano: uno nunca sabe cuándo vendrá la siguiente gran ola; nunca se sabe cuándo la enfermedad saltará a otro nivel de agresividad. La vigilancia eterna con monitoreo constante es vital para mantener la vista a salvo.

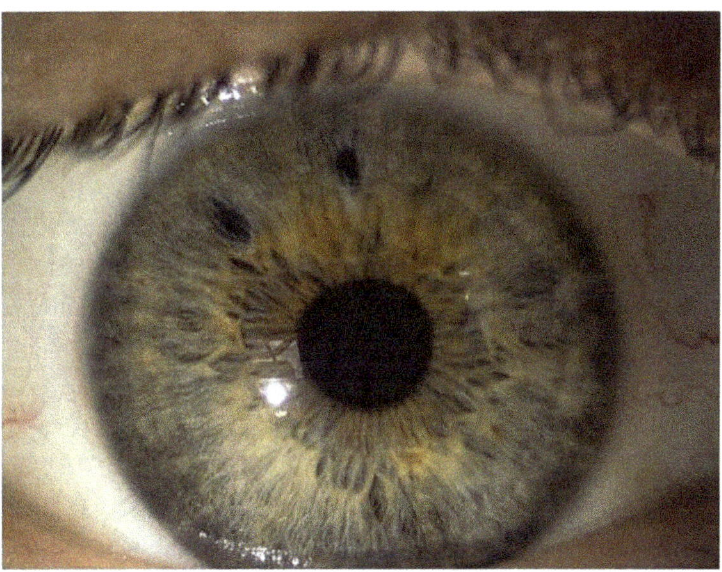

Fig. 24. Dos iridotomías periféricas láser han sido creadas a través del iris (parte coloreada del ojo). Idealmente, éstas deben ser ligeramente más periféricas de lo que se muestra aquí para minimizar problemas de deslumbramiento a causa de la luz que ingresa al ojo a través de las nuevas aberturas. Estos orificios a través del iris permiten al humor acuoso, que es bombeado al ojo por el cuerpo ciliar detrás del iris, atravesar algo similar a un atajo hacia la cámara anterior a través del iris sin tener que pasar por la pupila en el centro.

Otra forma de tratamiento láser es relevante para pacientes con ángulo cerrado: la iridotomía periférica láser vaporiza una pequeña cantidad del tejido coloreado del iris para perforar un orificio a través de él (Figura 24). Esto permite al humor acuoso evitar la pupila y tomar un atajo desde atrás del iris, donde es bombeado al ojo, hacia el frente del iris, donde drena de vuelta a la sangre. En ojos con ángulo cerrado, dicho orificio permite al iris echarse atrás y alejarse del trabéculo, permitiéndole mantenerse accesible y evitar el daño del contacto repetitivo con el iris. De esta manera, es menos probable que la presión ocular aumente con los años a causa del daño acumulado en el drenaje.

Si la iridotomía no consigue abrir adecuadamente un drenaje parcialmente cerrado, la iridoplastia periférica con láser de argón contrae parches de la parte externa del iris, alejándolo físicamente del drenaje (Figura 25).

Por lo tanto, el tratamiento láser para el glaucoma primario de ángulo abierto se denomina trabeculoplastia, mientras que para el glaucoma primario de ángulo cerrado existen dos procedimientos que pueden ser utilizados dependiendo de los hallazgos clínicos: la iridotomía y la iridoplastia.

La **cirugía incisional** tiene por objetivo crear un canal de circunvalación para que el humor acuoso salga del ojo y vuelva a la circulación sanguínea sin tener que pasar por ninguna de las dos vías naturales de salida. De tener éxito, la PIO puede ser controlada establemente por muchos años a niveles bajos,

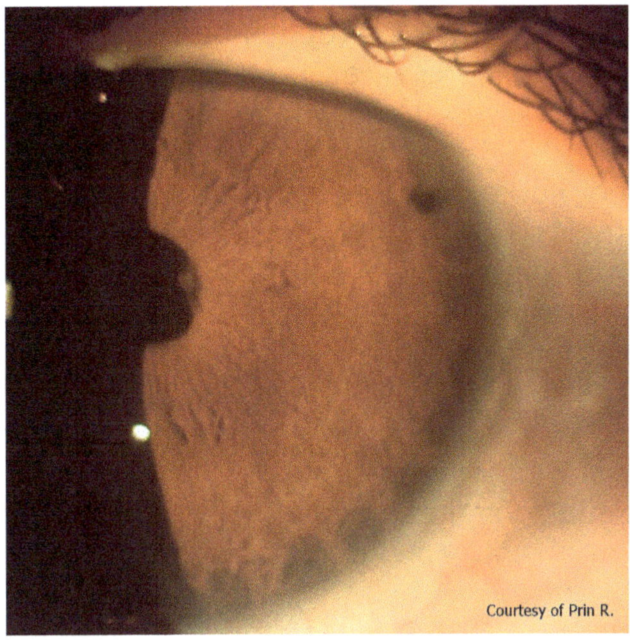

Fig. 25. Este ojo muestra una iridotomía periférica con láser Yag y varias marcas de iridoplastia periférica con láser de argón, que al contraer el tejido del iris lo echan hacia atrás, alejándolo del drenaje de la malla trabecular. La malla queda como un anillo justo detrás de la unión entre la córnea transparente y la pared blanca del ojo, la esclera.

ofreciendo máxima seguridad visual. Dado que este canal creado quirúrgicamente no es natural, la reacción del cuerpo es sanarlo: sanar el canal es sellarlo, y así la presión aumenta de nuevo.

Por lo tanto, durante la operación y a veces hasta cuatro semanas después, el oftalmólogo utiliza agentes anti-cáncer (mitomicina-C y/o fluorouracilo-5) para desalentar el crecimiento y división de las células normales que formarían tejido cicatricial para cerrar el canal. Es como caminar en la cuerda floja: el equilibrio entre permitir sanar a los tejidos de superficie como deben y a la vez desalentar la clausura del canal más profundo a través de la pared del globo ocular.

Hay un segundo acto de equilibrismo que el paciente y el oftalmólogo deben realizar durante las semanas post-operatorias críticas: mantener el humor acuoso fluyendo a través del drenaje lo suficientemente rápido para mantener la presión baja y a nivel seguro, pero no demasiado rápido. El ojo necesita algo de presión para enfocar la luz adecuadamente y poder ver: si la presión es demasiado baja, la vista sufre. Por lo tanto, las primeras cuatro semanas postoperatorias de glaucoma son tan importantes como la operación misma para obtener buenos resultados.

Debido a estos desafíos, la cirugía de glaucoma no es completamente predecible. Añadiendo a esto un pequeño riesgo de sangrado, infección y formación de catarata, usted puede entender por qué los oftalmólogos solo consideran recomendar esta cirugía a un paciente si el riesgo de no practicar la operación excede el riesgo de practicarla.

La cicatrización de los canales es la causa principal del fracaso de la cirugía de glaucoma. El riesgo de que esto ocurra aumenta en un ojo que ya ha sido operado, especialmente de una cirugía previa de catarata (excluyendo a la cirugía moderna de catarata sin problemas, que no deja cicatrices en los tejidos que se tocan en la cirugía de glaucoma). En ojos en esta situación, se pueden necesitar más medicamentos anti-cicatrizales durante y después de la operación, así como medicamentos antiinflamatorios más potentes y/o frecuentes.

A veces, el flujo del humor acuoso a través del canal es demasiado lento; aflojar, retirar o cortar (con láser) los puntos que atajan parcialmente el canal puede ser necesario.

No obstante, la PIO no debe ser demasiado baja. Si lo es (hipotonía), líquido puede acumularse en el fondo del ojo, causando sombras o borrosidad en la vista. Para enfocar y funcionar adecuadamente, el ojo necesita una cierta cantidad de presión. Tampoco debe ser muy alta.

Si comienza a haber cicatrización en el canal, su oftalmólogo puede, adicionalmente, practicar un barrido de aguja con anestesia tópica (solo gotas oculares). Esto involucra barrer el tejido cicatricial con una aguja muy fina, partiéndolo y permitiendo al humor acuoso fluir más rápidamente. Más 5-fluorouracilo o mitomicina-C pueden ser necesarios para esto y durante un tiempo después para volver a inhibir la cicatrización. Muy ocasionalmente, el canal de salida creado quirúrgicamente se bloquea desde adentro. A veces se lo puede despejar con tratamiento de láser Yag.

¿Qué significa todo esto? La cirugía de drenaje de glaucoma comprende dos estrategias de tratamiento igualmente importantes: primero, una cirugía técnicamente meticulosa, y segundo, un cuidado minucioso y a menudo intensivo en el periodo de cuatro a seis semanas después de la cirugía. Durante este periodo, la vista puede estar muy borrosa y variablemente borrosa. Su oftalmólogo le guiará a través de este proceso atendiendo cuidadosamente los detalles.

Si todo sale bien, su ojo puede terminar teniendo una 'ampolla' en la parte superior de la parte coloreada del ojo, bajo el párpado inferior, en el tejido blanco. Representa una hinchazón de dichos tejidos por el humor acuoso que sale del canal creado y es drenado de vuelta a los vasos sanguíneos de los tejidos circundantes. Estos tejidos no fueron 'diseñados' por la evolución para drenar fluido, por lo que se hinchan al desempeñar su nuevo rol.

4.2.1. Posibles complicaciones

Además de la falla de drenar adecuadamente (que eleva la PIO), la visión borrosa, astigmatismo, caída del párpado superior (ptosis), sensación de cuerpo extraño y otras irritaciones de la superficie del ojo son todas consecuencias posibles de la cirugía de glaucoma. La irritación y la sensación de 'tener algo en el ojo' pueden deberse a los puntos en la superficie que el cuerpo disolverá por su propia cuenta después de unas cuantas semanas o su oftalmólogo extirpará cuando sea seguro hacerlo, o también a una lubricación reducida y por lo tanto menor protección de la película lacrimal de la superficie anterior de su ojo. Las gotas lubricantes realmente pueden marcar la diferencia en cuanto a la comodidad.

Muy ocasionalmente, la ampolla creada puedo volverse demasiado grande, estar muy arriba y/o extenderse hacia abajo por encima de la superficie de su ojo (sobre la córnea). Esto puede exigir una revisión quirúrgica.

Las complicaciones severas y que posiblemente pueden amenazar su vista incluyen la infección (endoftalmitis), el sangrado dentro del ojo (hemorragia intraocular) y el denominado glaucoma maligno (glaucoma de bloqueo ciliar). Estas complicaciones requieren tratamiento especial urgente.

Mientras que la conjuntivitis ('ojo rojo') en un ojo no operado es usualmente autocontenida y no dañina, en un paciente con un canal en funcionamiento a través de la pared del globo

ocular (resultado de una cirugía de drenaje de glaucoma), una infección de los tejidos externos del globo ocular puede extenderse rápidamente por el canal y causar una infección interna que potencialmente puede hacer perder la visión. Es fundamental consultar con el oftalmólogo o alguien en su lugar si su ojo se torna rojo e irritado, especialmente si hay pus amarillo y los párpados se pegan, especialmente por la mañana. El riesgo de que una infección se extienda al ojo existe por el resto de la vida luego de una cirugía exitosa de drenaje de glaucoma.

El glaucoma 'maligno' no tiene nada que ver con el cáncer. Se llama así porque durante mucho tiempo no tuvo un tratamiento efectivo. Ahora que se sabe que está vinculado a un bloqueo ciliar, el tratamiento puede ser muy efectivo. Es causado por el flujo del humor acuoso hacia la parte trasera en vez de delantera del ojo, quedándose atrapado dentro o por detrás del gel vítreo que llena la mayor parte del volumen del ojo entre la retina en el fondo, y la lente y el cuerpo ciliar en el frente. El gel vítreo hinchado o un bolsillo de humor acuoso atrapado en el gel empuja la lente y el cuerpo ciliar, empujando todo hacia adelante y colapsando la cámara anterior del ojo. La presión puede subir a niveles muy altos rápidamente y causar mucho dolor y daño a la vista. Mientras que la atropina y las gotas esteroides pueden romper el proceso, permitiendo que todo vuelva a la normalidad, puede ser necesario usar un láser para romper la superficie frontal del vítreo o incluso operar para retirar el gel, con o sin extracción del lente cristalino.

Existen muchas variaciones de la cirugía de glaucoma, la mayoría de las cuales son relativamente experimentales y no han probado ser efectivas a largo plazo. Algunas parecen funcionar mejor en combinación con la cirugía de catarata.

No obstante, se ha demostrado que la cirugía de catarata por sí misma, sin ninguna operación de glaucoma, ayuda a reducir la PIO en muchos ojos. El tiempo y la investigación cuidadosa guiarán a su oftalmólogo a definir qué tipo de cirugía de glaucoma le convenga más en términos de efectividad y seguridad, dadas sus circunstancias particulares.

Una variación de la técnica de la trabeculectomía utiliza un stent de acero inoxidable, el *ExPRESS©*. Este stent une al canal parcialmente creado a través de la cámara anterior. Esto significa que es menos probable que el flujo sea demasiado rápido, pero se dan los mismos problemas de cicatrización en la parte externa del canal que en la trabeculectomía convencional.

Nuevas técnicas, todas ellas bajo intensa investigación, incluyendo el Glaukos *iStent* y el Ivantis *Hydrus*, desvían el humor acuoso desde la cámara anterior hacia el canal de Schlemm (Figura 4), evitando la resistencia al flujo de salida de la malla trabecular. Es esta malla la que supone el mayor obstáculo al flujo de salida a través de la vía convencional. Estas técnicas son practicadas como extensiones de la cirugía de catarata.

Otro enfoque es el de la *canaloplastia*, en el que el canal es creado a través de la mayor parte de la pared del globo ocular para abrir el canal de Schlemm dentro del cual se pasa un hilo especial por toda la circunferencia del ojo. Este hilo es atado para ejercer presión interna sobre la malla. El *Trabectome©* es otro enfoque, en el cual la malla trabecular es cauterizada completamente a través de un segmento de su curso desde adentro del ojo.

Un concepto totalmente diferente de drenaje utiliza dispositivos (puentes ciliares, como el puente de oro) para permitir al humor acuoso fluir desde la cámara anterior hacia el espacio potencial en el interior de la pared del globo ocular y la parte externa de la capa coroidea adyacente a la retina. Normalmente, este espacio potencial está cerrado, dado que la presión ocular contiene a la retina y la coroides contra la superficie interna de la pared del globo ocular. El humor acuoso desviado de esta manera fluye subsecuentemente a través de la pared del ojo hacia el cuenco de la órbita en la que se aloja el ojo, y desde ahí de vuelta a los vasos sanguíneos y linfáticos.

Una de las mayores desventajas de todos estos dispositivos es que elevan el costo de la cirugía de drenaje, costo justificado si se probara prediciblemente su efectividad, éxito y seguridad a largo plazo.

Un tipo de cirugía de drenaje que ha ganado popularidad en algunos países como alternativa a la trabeculectomía es la **cirugía de drenaje de glaucoma no penetrante (CDGNP)**. Esta técnica involucra crear un canal a través de la pared del ojo, pero no atravesándola completamente: se deja una membrana fina para resistir el flujo del humor acuoso. Se espera que esto reduzca tanto la posibilidad de hipotonía a causa de un flujo demasiado rápido como la probabilidad de que una infección de los tejidos externos ojo se extienda a los tejidos internos.

Como la CDGNP generalmente reduce la presión ocular adecuadamente, pero no tanto como una trabeculectomía exitosa, puede no ser una opción cuando se necesita una PIO más baja para proteger la vista.

Los **dispositivos de drenaje de glaucoma (DDGs)** de un tipo diferente han estado disponibles por décadas y han probado funcionar bien —especialmente en casos selectos. Estos DDGs son variaciones de un tubo de plástico blando que drena el humor acuoso de la cámara anterior hacia la parte externa de la pared ocular, fluyendo por encima de una superficie ancha de plástico más firme; desde este 'reservorio' es reabsorbido a los tejidos circundantes, vasos sanguíneos y linfáticos. Llevan los nombres de sus inventores: Molteno, Ahmed, Krupin, Baerveldt y Susanna, con variaciones para intentar mejorar el control de presión a largo plazo y facilitar su inserción. La(s) placa(s) y el tubo son cubiertos cuidadosamente y ubicados bajo el párpado superior, por lo que usualmente no son visibles a menos que se levante el párpado con los dedos.

El tubo evita la cicatrización del canal a través de la pared del ojo y la(s) placa(s) minimiza(n) el impacto de la cicatrización en la superficie de la pared proporcionando una gran superficie para la reabsorción del humor acuoso.

Se ha demostrado que los DDGs son altamente efectivos en algunos tipos de glaucoma en los que la trabeculectomía tiende a fracasar, como el glaucoma neovascular (que puede darse después de oclusiones de la vena retiniana o en ojos con diabetes avanzada), el glaucoma inflamatorio y el glaucoma luego de un injerto de córnea. Como en todas las cirugías de glaucoma, los resultados a largo plazo no son tan buenos como los resultados a corto plazo, pero pueden ser duraderos.

Luego de la inserción de un DDG, la trabeculectomía ya no es generalmente factible, mientras que implantar uno o más DDGs es posible luego de una o más trabeculectomías; debido a esto, muchos oftalmólogos reservan el DDG para ojos en los que otras técnicas, incluida la trabeculectomía, han fracasado.

Los **procedimientos ciclodestructivos** son empleados cuando es poco probable controlar la presión mejorando el flujo de salida. En cambio, el cuerpo ciliar, que bombea el humor acuoso al ojo, es dañado deliberadamente de manera controlada para hacer más lento el flujo de entrada. Es como cerrar el grifo si el nivel de agua en el lavatorio es demasiado alto, permitiendo que el drenaje pueda sobrellevar mejor el ritmo. Esto puede hacerse mediante técnicas de congelamiento o láser; ésta última causa menos inflamación y por lo tanto menos incomodidad una vez que la anestesia tópica desaparece. La energía láser puede ser aplicada desde afuera o desde adentro mediante técnicas especiales.

Desafortunadamente, la respuesta de la presión es

menos predecible: a menudo se necesita repetir el procedimiento. El oftalmólogo intenta evitar por todos los medios posibles tratar excesivamente, ya que el daño excesivo al cuerpo ciliar conduce a la hipotonía, de la cual el ojo puede no recuperarse. Una posibilidad real es que el ojo se vuelva demasiado blando y se encoja, quedando no solo ciego, sino potencialmente poco estético (ptisis).

Incluso si el tratamiento es óptimo, existe una probabilidad significativa de que la vista se reduzca. Debido a esto, los procedimientos ciclodestructivos tienden a ser practicados en ojos con poca o nula visión, para mantenerlos cómodos.

Puntos focales

- ▶ Recuerde que los mitos son creencias falsas o carentes de pruebas.

- ▶ Los mitos más comunes sobre el glaucoma incluyen:

  1. Todos los pacientes de glaucoma tienen presión ocular alta.

  2. Dado que tengo buena vista, no puedo tener glaucoma.

  3. El estilo de vida no influye en el glaucoma.

  4. Los exámenes y las consultas de glaucoma son agotadoras y aburridas (e innecesarias).

  5. Si mi presión está por debajo 21 mm Hg, estoy protegido.

  6. Hay pocas opciones para el tratamiento del glaucoma.

5. Los mitos más comunes sobre el glaucoma

5.1 Mito 1: Todos los pacientes de glaucoma tienen presión ocular alta

Cuando se mide una población, hay un rango de presión ocular en la cual se encuentran la mayoría de sus miembros. En comunidades caucásicas, el promedio es de alrededor 15 mm Hg, con el 95% entre 10 y 20 mm Hg. Este rango es lo que se considera 'usual' o 'normal' para este grupo de personas.

Hasta la década de 1980, las definiciones del glaucoma incluían 'presión ocular por encima de lo normal'.

Esta afirmación debió confrontar dos verdades incómodas: primero, dependiendo del país, una gran proporción de personas con glaucoma no tenían PIO elevada (un tercio en Australia, 80% en Corea, 90% en Japón), y segundo, hay más individuos con PIO por encima de lo 'normal' sin glaucoma que individuos con PIO por encima de lo 'normal' con glaucoma.

Los individuos con PIO elevada pero sin daño estructural o funcional perceptible son considerados 'hipertensos oculares' con riesgo aumentado de desarrollar glaucoma. Los ojos con PIO 'normal' con daño de disco óptico y/o campo visual son diagnosticados como glaucomatosos y a veces sub-diagnosticados con glaucoma de 'presión normal'. Aunque su presión ocular se encuentra dentro del rango normal, estos pacientes también se benefician de la reducción de su PIO. Este tipo de glaucoma no es diferente a todo el espectro de glaucoma de ángulo abierto.

¡Siempre pregunte a su oftalmólogo acerca de su nervio óptico y campo visual, no sólo sobre su presión ocular!

5.2 Mito 2: Dado que tengo buena vista, no puedo tener glaucoma

Cúbrase un ojo completamente. Con el otro, mire a su alrededor. Usted no sabe que, incluso con visión normal, existe un área en su campo visual en la que no puede distinguir entre el fondo de una mina de carbón y el centro de una explosión nuclear: es su punto ciego fisiológico (normal), que es la proyección en el espacio de su disco óptico, que no tiene fotoreceptores y por lo tanto no puede ver. ¿Por qué no estamos al tanto de este agujero en nuestra visión? Porque no lo vemos como un gran agujero. No solo ocurre que el otro ojo llena los detalles (los dos puntos ciegos normales no se superponen), sino de manera incluso más importante, el cerebro dibuja los detalles faltantes a partir de las pistas circundantes.

Lo mismo ocurre si la vista se ve dañada por el glaucoma o incluso un derrame. Solo cuando el daño es lo suficientemente extenso para que el cerebro cometa errores es que comenzamos a tropezarnos con las cosas, caer por escaleras que no vimos, y chocar contra personas que no sabíamos que estaban ahí. Esto tiene implicancias enormes para la movilidad segura, la vida independiente, el trabajo y la conducción de vehículos.

Con las tecnologías actuales, la pérdida visual del glaucoma es irreversible. La investigación de células madre puede cambiar esto, pero cuánto tiempo tomará desarrollar un tratamiento seguro y efectivo sigue siendo una pregunta abierta. El daño visual del glaucoma tiende a ser progresivo a menos que el tratamiento lo detenga. Esto significa que el diagnóstico temprano y el manejo efectivo son vitales para proteger la vista.

El glaucoma destruye la visión lateral, que por las razones citadas más arriba, uno no echa en falta hasta que el daño está avanzado. La visión utilizada para leer, escribir, reconocer rostros y ver televisión, que sería echada de menos inmediatamente si sufriera daño, se salva hasta la fase tardía del glaucoma.

Es muy difícil que usted mismo pueda probar su visión lateral con precisión. Si quiere, pruébelo, y después compare sus resultados con los de su examen de campo visual. Con muy pocas excepciones, es imposible hacerlo bien.

Todo esto significa, por lo tanto, que usted no puede juzgar de manera confiable cuánto daño esta enfermedad furtiva ha causado a su vista, ni determinar con precisión si el daño es estable (el tratamiento le está protegiendo) o está empeorando.

5.3 Mito 3: El estilo de vida no influye en el glaucoma

El ejercicio aeróbico (nadar, correr, andar en bicicleta, remar) durante al menos 30 minutos tres veces por semana puede ayudar a reducir su presión ocular. Dichas actividades también mejoran la presión sanguínea y los niveles de colesterol, el control de peso y el metabolismo del azúcar, todo lo cual ayuda a mantener los pequeños vasos sanguíneos alrededor del nervio óptico en el fondo de sus ojos más sanos.

Evite las posiciones de yoga que son cabeza abajo, ya que esto aumenta la presión ocular. Los músicos que tocan instrumentos de viento deberían hablar de esto con su oftalmólogo. Todas estas actividades pueden aumentar la presión ocular. No obstante, también aumentan la presión alrededor del cerebro, lo cual puede proteger al nervio óptico de los efectos de la presión ocular elevada, así que no sabemos si estas personas deben considerar dejar de practicar estas actividades.

Si nada con lentes para agua, asegúrese de que sean lo suficientemente grandes para apoyarse contra los huesos de la cara y NO contra sus globos oculares; si los lentes empujan los ojos, aumentan la presión, a veces de forma dramática.

Otra posible causa de la presión ocular alta es ajustarse demasiado la corbata. Esto puede inhibir el flujo de sangre en las venas del cuello que devuelven la sangre de la cabeza, el cerebro y los ojos al corazón, y dado que los ojos drenan a estas venas (pues quedan 'corriente arriba'), cualquier aumento en la presión venosa aumentará también la presión ocular. Así que evite usar camisas o blusas con cuellos muy ajustados o ajustarse demasiado la corbata.

Cuando duerme o simplemente está acostado, está horizontal. La posición supina (sobre su espalda, mirando el techo) aumenta la presión ocular porque los ojos están al mismo nivel que el corazón; compare esto a estar sentado o parado, cuando la gravedad ayuda a la sangre a fluir hacia el corazón y baja la presión en las venas de la cabeza, que es donde drenan los ojos. Esto es normal y no puede ser evitado. Sin embargo, esto empeora si usted se acuesta boca abajo con su cabeza girada de lado, porque facilita que sus ojos presionen contra las almohadas y la cama. La presión sobre el globo ocular aumenta la PIO, y aunque la presión se equilibra lentamente, hay un periodo durante el cual puede ser demasiado alta.

Por lo tanto, asegúrese de que sus ojos no estén haciendo contacto con nada mientras duerme, y si es cómodo para usted, considere elevar el cabezal de la cama. Inclinarse sobre más almohadas no parece bajar la presión ocular tanto como alzar el cabezal de la cama.

Fumar no solo puede aumentar la presión ocular, sino también puede dañar los pequeños vasos sanguíneos vitales alrededor del nervio óptico; el daño a estos vasos sanguíneos puede volverlos más vulnerables al daño glaucomatoso.

La marihuana (tetrahidrocanabinol o THC) reduce la presión ocular, pero solo cuando es usada al nivel que afecta la función mental. Desafortunadamente, los ingredientes activos en la THC delta-9 que reducen la PIO no han podido ser aislados de sus efectos sobre el comportamiento y el pensamiento, a pesar de grandes esfuerzos.

5.4 Mito 4: Los exámenes y las consultas de glaucoma son agotadoras y aburridas (e innecesarias)

Una consulta típica no es agotadora, ni aburrida, ¡para nada! Consiste de:

1. Evaluar el fondo del ojo con especial atención al disco óptico. La observación de estas estructuras se complementa con fotografías y/o imágenes computarizadas para ayudar a hacer el diagnóstico en primer lugar, y luego para asegurar que el tratamiento mantenga a las estructuras nerviosas estables y que no haya daño progresivo.

2. Medir la presión ocular para intentar comprender cómo este factor de riesgo principal del inicio del daño y/o progresión ha sido afectado por el tiempo y el tratamiento. A veces esto involucra múltiples mediciones y el uso de la prueba de hidratación oral para tratar de detectar las presiones pico durante el día.

3. Analizar la sensibilidad de la visión desde el centro hacia afuera entre 24 y 30 grados. Este examen de campo visual (perimetría) demanda concentración y atención si usted desea obtener resultados confiables que ayuden a su tratamiento. El Apéndice 2 resume de qué manera usted puede trabajar con el oftalmólogo y su equipo para obtener los mejores resultados en este examen desafiante.

De todos los exámenes a los que el oftalmólogo y su equipo someten a los pacientes, el de campo visual es el que tiene mayores quejas.

Todas estas partes de la evaluación son vitales si usted desea el mejor cuidado del mundo, que es lo que usted se merece. Los cambios que indican daño permiten cambiar el tratamiento para controlar la situación una vez más.

5.5 Mito 5: Si mi presión es menor a 21 mmHg, estoy protegido

Dependiendo de la susceptibilidad al daño de su nervio óptico, este puede ser un concepto peligroso.

Para aquellas personas en las que el daño ocurrió con presiones altas (por encima de 30 mmHg, digamos), tener una presión tratada entre 15 y 20 mmHg puede ser seguro. Para aquellos en los que el daño ocurrió con PIOs más bajas, las metas del tratamiento necesitan estar por debajo de 15 o incluso 12 mmHg.

No todos necesitan una PIO a niveles tan bajos. Generalmente, las presiones meta más bajas son necesarias si la PIO sin tratamiento no era inicialmente demasiado alta, si el daño visual es peor, o si el daño está cerca del centro de la visión.

Recuerde, la brecha entre la presión sin tratar y la presión tratada es su margen de seguridad visual. Es diferente para todos y puede incluso cambiar con el tiempo: a medida que envejecemos, nuestros nervios son más vulnerables al daño y esto puede requerir que la PIO sea reducida aún más.

5.6 Mito 6: Sólo hay unas pocas opciones para el tratamiento del glaucoma

Aunque lejos de ser perfectos, los avances han abierto opciones que hace veinte años eran sólo sueños:

1. Las opciones y efectividad de los medicamentos son mucho mejores que en el pasado.

2. Las técnicas láser son más seguras y pueden ofrecer a las personas beneficios duraderos.

3. La trabeculectomía convencional es más segura y efectiva que en el pasado.

4. Muchas técnicas quirúrgicas nuevas están siendo investigadas activamente.

Existen muchos avances que podemos anticipar con entusiasmo.

Puntos focales

- El síndrome de pseudoexfoliación (PXF) y el síndrome de dispersión pigmentaria (SDP), son los dos tipos más comunes de glaucoma secundario de ángulo abierto. Mientras que el de pseudoexfoliación es más común en personas mayores, el de dispersión pigmentaria es más común en personas más jóvenes, la mayoría hombres.

- Ambos son causados por depósitos anormales en el sistema de drenaje (para el de pseudoexfoliación, los depósitos son copos blancos, para el pigmentario, gránulos de pigmento oscuro) que dañan el drenaje y causan picos altos, y por ende peligrosos, de PIO así como una PIO promedio alta. Estos tipos de glaucoma requieren un seguimiento más de cerca en comparación al glaucoma primario de ángulo abierto.

- Cierre del ángulo y glaucoma de ángulo cerrado: Si usted tiene episodios de dolor de cabeza (a veces diagnosticado de forma errónea como 'migraña'), asegúrese de no sufrir cierre del ángulo o glaucoma de ángulo cerrado.

- Con un cierre de ángulo repentino, el ojo se enrojece, a menudo con dolor severo, visión borrosa, sensación de anillos de arcoiris alrededor de las luces, e incluso con náusea y vómito. Pueden darse dolores de cabeza en sólo un lado. Si esto no es tratado oportuna y efectivamente, dicha crisis aguda de cierre de ángulo puede destruir la vista en días.

▸ Más comúnmente, el cierre del ángulo es intermitente, a veces con visión borrosa episódica, efectos 'arcoiris' e incomodidad leve, a veces completamente sin síntomas. Casi todos los medicamentos orales contraindicados para el glaucoma están relacionados a este tipo de glaucoma.

▸ Glaucoma asociado al uso de esteroides
Si usted necesita usar esteroides de cualquier tipo (tabletas, sprays para inhalar, cremas, inyecciones, gotas oculares) úselas cuando las necesita, ni más ni menos. Recuerde contarle a todos los médicos que lo atienden que usted sufre de glaucoma. Aunque pueden aumentar la PIO en algunas personas normales, pueden tener el mismo efecto más frecuente y dramáticamente en pacientes de glaucoma.

▸ Glaucoma congénito y juvenil
Los bebés con ojos demasiado grandes o con un ojo más grande que el otro pueden sufrir de glaucoma congénito. Otros signos de advertencia incluyen ojos llorosos (fuera de llanto normal o un conducto lagrimal bloqueado) y una sensibilidad anormal a la luz.
"Esté atento a bebés con ojos grandes que lagrimean y que buscan esconderse de la luz."

▸ Glaucoma luego de un trauma
Cualquiera que haya tenido una lesión en el globo ocular debe chequearse regularmente con un oftalmólogo por el resto de su vida.

6. Otros tipos de glaucoma que vale la pena conocer

6.1 Síndrome de pseudoexfoliación (PXF) o síndrome de exfoliación (SFX)

El síndrome de pseudoexfoliación (PXF) es la causa más ampliamente conocida de glaucoma de ángulo abierto en el mundo. Aunque su causa es desconocida, la investigación genética ha identificado una mutación en el gen llamado LOXL-1. Esta, no obstante, no es una historia sencilla, ya que el cambio del gen es de hecho su estado natural en la naturaleza. Por lo tanto, quizás la variación no-PXF sea una mutación! Mientras más descubrimos, más preguntas emergen, razón por la cual el conocimiento científico avanza, gradualmente, con mucho trabajo y pensamiento.

Sea cual sea la causa subyacente en las células, un material anormal que se ve como caspa microscópica (por supuesto que no es para nada como la caspa) es liberado dentro del ojo donde circula con el humor acuoso y es depositado en las estructuras internas de la parte frontal del ojo. Los depósitos en la superficie frontal del cristalino, la lente del ojo, actúan como un papel de lija y frotan la superficie trasera de la parte coloreada del ojo (el iris), lo cual a su vez causa que se liberen gránulos de pigmento a la circulación del humor acuoso.

Tanto el PXF como el material pigmentario se depositan

en la malla trabecular (el drenaje convencional), bloqueándolo y dañando sus células, por lo que no funcionan adecuadamente para drenar el humor acuoso del ojo. La presión ocular puede subir relativamente rápido y severamente. Esto a su vez puede dañar el nervio óptico, causando el glaucoma de pseudoexfoliación.

El material PXF también se deposita en la zónula (ver abajo) y la puede debilitar con el tiempo. Esto puede hacer que la cirugía de catarata (que depende de la fuerza inherente de la zónula para extraer la lente 'opaca' de forma segura e insertar un implante de plástico transparente que cumple la función de enfocar) sea más riesgosa. Por lo tanto, en pacientes con PXF, es común que el oftalmólogo recomiende la cirugía de catarata un poco más temprano de lo usual, antes que la catarata sea muy densa o se endurezca, evitando poner más tensión en una zónula posiblemente debilitada.

6.2 Síndrome de dispersión pigmentaria (SDP)

El síndrome de dispersión pigmentaria (SDP) es una enfermedad ocular relacionada a los genes que afecta principalmente a hombres jóvenes entre los 20 y 30 años con miopía leve. En estos pacientes, la parte externa del iris es más blanda de lo que debería ser: es empujada hacia atrás por la circulación pulsátil del humor acuoso, causando que su superficie trasera se frote contra la zónula. La zónula es una estructura fuerte, como los rayos de la rueda de una bicicleta, que mantiene al cristalino (lente) en su lugar. Si hay contacto entre el iris y la zónula, los gránulos de pigmento de la superficie del iris son liberados por frotación y flotan en el humor acuoso, terminando en el drenaje trabecular. Estos gránulos también se depositan en la superficie frontal del iris y en el reverso de la córnea (la ventana delantera del ojo). Todo esto produce una apariencia característica que su oftalmólogo puede detectar en un examen cuidadoso con una lámpara de hendidura (biomicroscopio).

Como en el caso del PXF, estos gránulos de pigmento bloquean y dañan las vías de drenaje convencional, aumentando la presión ocular y poniendo en riesgo al nervio óptico en el fondo del ojo.

Debido a la pigmentación extra en el drenaje, los medicamentos pueden no funcionar tan efectivamente en el glaucoma de tipo PXF y SDP en comparación con el glaucoma primario de ángulo abierto. No obstante, la trabeculoplastia láser puede tener mayores probabilidades de reducir la PIO. Si la buena respuesta al láser declina posteriormente (como suele suceder eventualmente), la PIO puede aumentar rápidamente. Una buena respuesta al láser por lo tanto NO significa la cura definitiva, desafortunadamente, y el monitoreo constante y cuidadoso es esencial para mantener a su vista protegida.

6.3 Cierre de ángulo y glaucoma de ángulo cerrado

Aunque no es tan común como el glaucoma de ángulo abierto, el glaucoma de ángulo cerrado causa la misma discapacidad visual alrededor del mundo. Esto significa que es diagnosticado tarde y a menudo ni se diagnostica, como las variedades de glaucoma de ángulo abierto, pero es incluso más agresivo en términos generales ya que daña las conexiones nerviosas entre el ojo y el cerebro.

El cierre del ángulo es particularmente común entre personas de origen chino, mongol, indio y otras poblaciones asiáticas, así como también entre los Inuit. Se encuentra también en caucásicos y africanos, pero menos frecuentemente. Comienza como un amontonamiento heredado de estructuras en el frente del ojo: la cámara anterior es poco profunda, el iris y el lente están más adelante de lo que deberían estar; como resultado hay muy poco espacio entre la lente y el iris.

El humor acuoso, bombeado al ojo por el cuerpo ciliar detrás del iris, encuentra una mayor resistencia de lo que debería a medida que se mueve entre el iris y el lente, y luego a través de la pupila para llegar a la cámara anterior, donde drena del ojo a través de la malla trabecular y las vías no convencionales. Esta resistencia mayor significa que existe una diferencia de presión entre la cámara detrás del iris y la cámara anterior, y esta diferencia de presión empuja al iris hacia adelante, en lo que ya es un espacio reducido.

Esta fuerza desde atrás puede presionar la parte externa del iris contra la malla trabecular, bloqueándola físicamente y dañándola, por lo que incluso cuando el iris se retrae intermitentemente, el drenaje no funciona tan bien como debería.

Dado que el cristalino (lente) del ojo crece como el tronco de un árbol a lo largo de su vida, este problema estructural hereditario empeora con el paso de los años (como muchas otras cosas en la vida). El volumen cada vez mayor del lente causa que todo a su alrededor se amontone y presione cada vez con mayor fuerza contra el revés del iris, el cual a su vez presiona más a menudo y con mayor fuerza contra el drenaje.

Si el drenaje se cierra repentinamente (como poner un tapón en el lavatorio mientras el agua corre del grifo abierto), el humor acuoso, que todavía está siendo bombeado al ojo, no tiene adonde ir y la presión sube rápidamente. Esto causa enrojecimiento, a menudo dolor severo, visión borrosa, sensaciones de anillos tipo arcoiris alrededor de las luces, e incluso también náusea y vómito. La persona se siente muy enferma. Esta es una crisis aguda de cierre de ángulo que puede destruir la vista en uno o dos días (Figura 26).

Afortunadamente, esto ocurre muy infrecuentemente, y con la severidad de los síntomas, la persona usualmente busca ayuda relativamente rápido. Mientras más temprano se comience el tratamiento, mejor es el pronóstico, no solo de salvar la vista, sino de recuperar el funcionamiento normal.

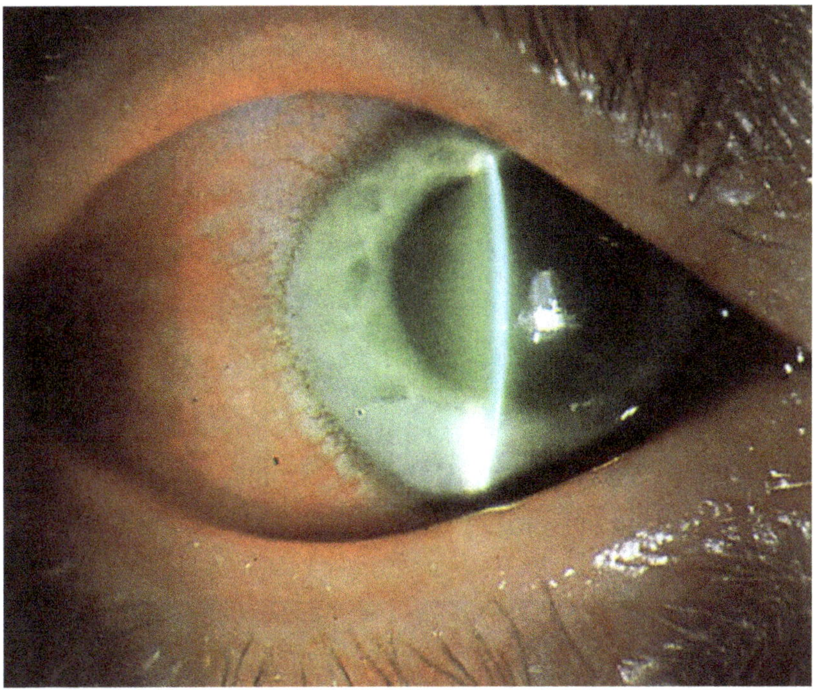

Fig. 26. Un ojo sufriendo una crisis aguda de cierre de ángulo. Nótese el enrojecimiento, el opacamiento de la córnea y la pupila semidilatada y de tamaño fijo. El paciente se sentía enfermo y sufría de dolor severo en y alrededor del ojo, con visión borrosa y anillos coloreados alrededor de las luces.

Más comúnmente, el cierre del ángulo es intermitente y se resuelve solo, a veces con vista borrosa episódica y efectos 'arcoiris' con leve incomodidad, y a veces completamente sin síntomas. Este es el tipo realmente peligroso de cierre de ángulo: el drenaje se daña y se cicatriza progresivamente (de manera que nunca más podrá funcionar adecuadamente), la presión ocular sube lenta y permanentemente con daño al nervio óptico y a la vista.

Un examen ocular permite detectar una cámara anterior estrecha e identificar al drenaje estrecho y probablemente dañado (con un espejo especial llamado lente de gonioscopía, usado en la lámpara de hendidura) (Figuras 15 y 16). Este es un procedimiento adicional y distinto a medir la presión, evaluar la estructura del nervio óptico y los resultados del examen de campo visual.

Si se identifica el cierre del ángulo, o si una persona tiene drenajes estrechos que pueden cerrarse (y existen maneras de identificar a aquellos que tienen mayor riesgo), una iridotomía láser periférica preventiva usualmente abre el drenaje más ampliamente y mejora el acceso del humor acuoso a la malla trabecular. Esto se hace con un pequeño agujero taladrado a través de la parte externa del iris y funciona creando un atajo para que el humor acuoso fluya desde atrás del iris hacia adelante, sin tener que empujar en el camino entre el iris y el lente para atravesar la pupila (Figuras 24 y 25). Esto significa que ya no hay diferencia de presión entre la cámara que está detrás y la que está delante del iris, y por lo tanto no hay presión adicional empujando el iris hacia adelante contra los tejidos de drenaje.

La estructura estrecha subyacente de la cámara anterior permanece, por supuesto, y a veces esta medida no protege al drenaje a largo plazo dado que la lente sigue creciendo y puede empujar físicamente al iris contra el drenaje. Extirpar la lente elimina el problema; cuando hay catarata (ver abajo), la decisión de realizar la cirugía de catarata es más fácil. Cuando no hay catarata, extirpar una lente 'transparente' es más controvertido, pero a veces es lo mejor para el paciente.

Existe otro procedimiento láser que puede ayudar si la iridotomía es insuficiente: la iridoplastia periférica con láser de argón, que utiliza el láser para contraer la parte externa del iris y alejarlo del drenaje (Figura 25). Esto puede funcionar realmente bien o ser una desilusión: cada ojo es diferente. Si funciona, puede requerir ser repetido tras unos cuantos años.

Luego de que se haya resuelto una crisis aguda y a veces después de una iridotomía o iridoplastia periférica, la medicación continua para el glaucoma es necesaria para mantener la presión bajo control y así mantener a la vista protegida: este es el caso cuando las vías de salida han sido dañadas antes de haber aplicado el tratamiento.

El cierre de ángulo y el glaucoma de ángulo cerrado usualmente afectan a ambos ojos aunque, como ocurre en el glaucoma de ángulo abierto, a menudo un ojo se ve más afectado que el otro. Ambos necesitan tratamiento. Si un solo ojo es afectado, su oftalmólogo buscará la causa específica en ese ojo.

Existe una cantidad de medicamentos que pueden precipitar una crisis de cierre de ángulo, tales como los descongestionantes utilizados para la tos y el resfrío, algunos tratamiento para problemas de la vejiga y algunos antidepresivos. Llevan advertencias en sus hojas de información al consumidor. No deberían tener efecto en ojos con glaucoma de ángulo abierto.

6.4 Glaucoma asociado al uso de esteroides

Lo que puede aumentar la presión ocular en todos los tipos de glaucoma son los potentes medicamentos llamados esteroides. Éstos incluyen la prednisona, prednisolona, cortisona, hidrocortisona, betametasona y dexametasona. Existen muchos más.

Son utilizados para enfermedades serias, pero a veces también son recomendados para dolencias relativamente menores. Si una persona debe usarlos (como para enfermedades inflamatorias generales, tratamiento del dolor artrítico y control del asma), asegúrese de informar a su oftalmólogo. Con el tiempo, pero a veces relativamente rápido, pueden aumentar la PIO, especialmente si se usan en gotas oculares para ciertas enfermedades del ojo. Una buena regla general es: si necesita usar esteroides de cualquier tipo (tabletas, sprays inhaladores, cremas, inyecciones, gotas oculares), úselos cuando deba, ni menos ni más. No los use en exceso o a la ligera —y recuerde informar a todos sus médicos tratantes de que los está utilizando y que sufre de glaucoma.

6.5 Glaucoma neovascular 'de vasos nuevos'

Algunos ojos sufren de falta de oxígeno. Esto puede deberse a: (1) que la arteria principal a un lado del cuello (la carótida) se bloquea y no llegan suficientes nutrientes al ojo de ese lado; (2) a que la diabetes daña los pequeños vasos sanguíneos (los capilares) en la retina, dañando su habilidad de irrigar la retina; (3) que la vena retiniana se ocluye y el suministro sanguíneo se ve seriamente afectado.

En estas circunstancias, la retina libera moléculas de emergencia para tratar de crear nuevos vasos que transporten más nutrientes. Esto produce una gran cantidad de nuevos vasos sanguíneos anormales en el fondo y el frente del ojo. Estos pequeños vasos no funcionan normalmente, ya que filtran grandes moléculas al ojo que causan estragos y la formación de tejido cicatricial que contrae y perturba la estructura normal del ojo. El humor acuoso se bloquea de varias maneras posibles, incluyendo el drenaje. La PIO sube dramáticamente, el ojo se enrojece y duele aún más y la visión se daña severamente.

El tratamiento es arreglar la causa, de ser posible, deteniendo la liberación de las moléculas de emergencia con láser, controlar la inflamación con esteroides y a veces atropina, y detener la formación de vasos sanguíneos anormales con inyecciones intraoculares de medicamentos anti-factor de crecimiento vascular como Lucentis©, Avastin© o Eylea©. A menudo, una PIO alta no puede ser controlada con medicamentos o láser, por lo que la cirugía se hace necesaria, si el potencial visual lo justifica. En este caso, usualmente se utiliza un dispositivo de drenaje de glaucoma. Si la visión es insuficiente para justificar dicha cirugía, se puede utilizar la ciclodestrucción para controlar el dolor.

6.6 Glaucoma juvenil o congénito

Afectando a uno de cada 10.000 nacimientos y en el 75% de los casos bilateral, los bebés pueden sufrir de glaucoma, que resulta del desarrollo anormal de sus drenajes de salida. A veces, la presión ocular es marcadamente alta incluso antes o inmediatamente después del nacimiento, o puede subir durante la infancia, niñez o adolescencia. Usualmente, mientras más joven es la persona cuando comienza el problema, más severas son las anormalidades de flujo de salida y peor el glaucoma.

En bebés y niños muy pequeños, el globo ocular se estira; por lo tanto, la presión alta causa que el ojo se expanda. Relativo al tamaño de la cabeza y el cuerpo, los bebés normalmente tienen ojos más grandes que los de los adultos, pero si los ojos son demasiado grandes, esto puede ser una señal de advertencia. Los ojos anormalmente grandes se denominan 'buftalmos' ('similares al de un buey').

Otras señales de advertencia son los ojos llorosos (aparte del llanto normal, por supuesto, o un conducto lacrimal bloqueado) y sensibilidad a la luz. Preste especial atención a los bebés con ojos grandes y llorosos que sienten molestia ante la luz. Si el globo ocular se expande hasta un punto crítico, una membrana dentro de la córnea (la ventana del ojo) puede romperse y la córnea normalmente transparente (que da al ojo normal su brillo) se vuelve blanca y opaca. Esto puede ocurrir de repente y significa que el bebé necesita ser examinado por un oftalmólogo pediátrico tan pronto como sea posible.

El tratamiento puede involucrar medicamentos que ayuden a preparar el ojo o ambos ojos para la cirugía, la cual es necesaria. Cualquier medicamento contra el glaucoma debe ser utilizado en bebés y niños aún con mayor cuidado que en adultos, dado que el margen de seguridad para los efectos secundarios es considerablemente menor.

La cirugía busca restaurar el flujo de salida del humor acuoso abriendo parte el sistema de drenaje parcialmente bloqueado o rodeándolo completamente. La goniotomía y la trabeculectomía son los dos procedimientos más usados, pero a veces puede ser necesaria una trabeculectomía, un dispositivo de drenaje de glaucoma o incluso la ciclodestrucción. El tratamiento es más complicado si hay otras anormalidades oculares (o generales) hereditarias presentes.

6.7 Glaucoma asociado a la mancha de vino facial

Si una persona nace con hemangioma (angiomatosis o mancha de vino) en el rostro, esto significa que la presión en las venas atrás y alrededor del ojo puede estar elevada. A medida que el ojo drena el humor acuoso a estas venas (el ojo queda 'corriente arriba' de estas venas), la presión venosa elevada conduce directamente a una presión ocular elevada. Si la mancha cubre el párpado superior, el riesgo de este tipo de glaucoma es de cerca del 50%.

Dado que la mayoría de las personas no están al tanto de este posible problema adicional, deseamos difundirlo para que los individuos afectados sepan que deben examinarse los ojos cuidadosamente. El tratamiento temprano ofrece una protección real frente al daño visual. Una evaluación neurológica también es necesaria, ya que los vasos sanguíneos anormales pueden estar alrededor del cerebro también.

6.8 Glaucoma luego de un trauma

Cuando un objeto contundente golpea fuertemente el globo ocular, deja una impresión y envía una onda de choque a través del ojo en milésimas de segundo. Esta onda de choque puede rasgar y dañar las estructuras internas del ojo, incluyendo el sistema trabecular de drenaje. Si se daña, funciona peor, a veces incluso décadas después, causando presión ocular alta y daño glaucomatoso a la cabeza del nervio óptico. Esto ocurre sin advertencia.

Cualquiera que haya tenido un trauma en uno o ambos ojos necesita examinarse regularmente con un oftalmólogo por el resto de su vida para que cualquier glaucoma subsecuente sea detectado tempranamente y se ofrezca tratamiento eficiente para proteger la vista

6.9 La enfermedad inflamatoria del ojo y el glaucoma

Existen varios tipos de inflamación que pueden afectar al ojo, causando varios problemas etiquetados como 'iritis' o 'uveítis' que pueden involucrar principalmente a las estructuras en el frente o el fondo del ojo. La inflamación del frente del ojo es más probable que interfiera con la circulación del humor acuoso y el drenaje, y por lo tanto es más probable que aumente la presión ocular y provoque glaucoma.

Aunque las infecciones (p. ej., tuberculosis, toxoplasmosis y virosis varias) pueden causar esta inflamación, a menudo su causa no puede ser identificada. Otra asociación conocida en niños y adolescentes es la artritis juvenil.

El tratamiento comprende tres principios importantes:

- Tratar de identificar la causa y tratarla si es posible;

- Controlar la inflamación tan rápido y efectivamente como sea posible;

- Controlar la presión ocular para proteger al disco óptico y por lo tanto al campo visual del glaucoma.

El manejo del glaucoma asociado a la enfermedad ocular inflamatoria puede ser desafiante y requiere esfuerzos intensos por parte del paciente y el oftalmólogo.

Puntos focales

- ► Si tanto la cirugía de catarata como la de glaucoma son necesarias, pueden ser combinadas en una sola operación, o el oftalmólogo puede recomendar solamente la cirugía de catarata; por sí misma, la cirugía de catarata puede reducir la PIO.

- ► Preferiblemente, la cirugía de glaucoma no debe ser practicada antes de una cirugía de catarata planificada dado que el proceso de curación luego de la cirugía de catarata puede hacer fracasar a la cirugía de glaucoma previa.

7. El glaucoma y la catarata

Dado que el glaucoma y la catarata aumentan en frecuencia a medida que las personas envejecen, a menudo se las encuentra juntas. Además, tanto los medicamentos a largo plazo contra el glaucoma (especialmente los que llevan conservante de cloruro de benzalconio) como la cirugía de glaucoma (u otra cirugía) pueden producir o acelerar la formación de catarata.

El ojo debe enfocar la luz que ingresa sobre la retina en el fondo para generar una imagen clara. A partir de esto, la retina envía impulsos nerviosos (como diminutas corrientes eléctricas) por el nervio óptico hasta el cerebro para que éste los decodifique y perciba visualmente. Este trabajo de enfoque es realizado por el cristalino (lente), que debe ser transparente para transmitir y enfocar la luz adecuadamente. Una lente opaca es lo que se conoce como catarata. Es normal que el cristalino pierda su transparencia a medida que el ojo envejece.

Cuando esa opacidad produce suficiente borrosidad ('las cosas se ven fuera de foco' o 'es como mirar a través de unos lentes sucios'), problemas de deslumbramiento (a menudo especialmente conduciendo de noche cuando las luces de los automóviles que vienen parecen 'atomizarse' hacia fuera), u 'oscurecimiento' de la vista, afecta crecientemente la habilidad de la persona para vivir y trabajar normalmente. Ese es el momento para extraer la catarata y reemplazarla por un implante plástico transparente.

Dado que los resultados de la cirugía de catarata moderna son muy buenos, las probabilidades de éxito tan altas (usualmente entre 95-97%) y la recuperación tan predecible para los ojos normales, la cirugía de catarata se ha convertido en la cirugía más común entre todas las cirugías en muchos países. No obstante, como no es 100% segura y no está 100% libre de problemas, usualmente se aconseja sólo cuando los problemas visuales justifican el pequeño riesgo de que ocurra algo indeseado.

En ojos con glaucoma y con daño glaucomatoso a la vista (o cualquier otro problema ocular, como la degeneración macular o la enfermedad ocular diabética, por ejemplo), la cirugía de catarata exitosa sólo permite recuperar la vista al nivel permitido por las otras enfermedades oculares. Por lo tanto, es importante tener expectativas realistas para cualquier intervención quirúrgica.

Si un ojo es sometido a una cirugía de drenaje de glaucoma exitosa, tiene una ampolla de drenaje funcionando, y después desarrolla una catarata que requiere extracción quirúrgica, la inflamación que sigue inevitablemente a una cirugía de catarata incluso con resultado ideal puede disparar un nuevo proceso de curación en la ampolla y causar que la ampolla falle. Un tratamiento antiinflamatorio intenso con un seguimiento incluso más cuidadoso de lo usual puede evitar que esto ocurra, y a veces tratamiento anticicatricial, como las inyecciones de fluorouracilo-5 cerca la ampolla, pueden ser necesarios para mantener el buen desempeño continuo.

Por estas razones, si las cirugías de catarata y glaucoma son necesarias, pueden ser combinadas en una sola cirugía, o el oftalmólogo puede recomendar primero la cirugía de catarata esperando el beneficio del control de la presión ocular para poder posponer la cirugía de glaucoma, incluso indefinidamente. Preferiblemente, la cirugía de glaucoma no debe ser marcada antes de una cirugía de catarata planificada.

Apéndice 1: Cómo administrarse las gotas oculares

1. Lávese las manos

2. Destape el frasco y tenga un papel tisú a mano.

3. Siéntese, inclínese hacia atrás o acuéstese mirando al techo.

4. Descanse la mano que sujeta el frasco sobre su frente para darle estabilidad.

5. Con la otra mano, tire suavemente del párpado inferior para formar una pequeña 'copa'.

6. Ubique la botella invertida sobre su ojo y apriete para aplicar una gota.

7. Si no está seguro de que la gota haya caído en el ojo, repita el procedimiento hasta que esté seguro. (A veces ayuda mantener las gotas oculares en la refrigeradora para enfriarlas. De esta manera, las sentirá fácilmente.)

8. Haga lo mismo para el otro ojo (asumiendo que necesite gotas en ambos ojos).

9. Cierre los ojos sin apretarlos ni parpadear repetidamente.

10. Ponga el papel tisú encima de los ojos para absorber el exceso de gotas que caen sobre la piel de los párpados.

11. Utilizando las yemas de ambos dedos índices, presione suavemente sobre el conducto lacrimal en la esquina de los ojos cerca de la nariz y mantenga la presión de manera estable con los ojos aún cerrados por al menos dos y preferiblemente tres minutos. Esto minimiza la absorción de los medicamentos al sistema general del cuerpo, reduciendo sus efectos secundarios, manteniéndolos a la vez por más tiempo en los ojos e incrementando su efectividad local (donde los necesita, en sus ojos) (Ver Figura 21).

12. Si necesita aplicarse otra(s) gota(s) distinta(s) a la primera, recuerde esperar al menos cinco minutos entre gotas para que una no 'lave' a la otra. Puede esperar más, pero no menos de cinco minutos.

13. Si usa lentes de contacto, espere al menos 20 minutos después de la aplicación de las gotas antes de ponérselas.

14. Si se acuerda de las gotas pasada la hora usual, póngaselas cuando se acuerde y póngase las siguientes a la hora usual.

15. Cuando viaje, cambie el horario de las gotas al que corresponda en el lugar donde esté, incluso si el intervalo entre gota y gota aumenta o se reduce temporalmente durante el viaje.

Apéndice 2: Cómo hacer el examen de campo visual de la mejor manera posible

1. Asegúrese de estar cómodo en el analizador de campo:

- Sus pies deben estar ubicados confortablemente para que sus muslos estén horizontales:

- Su espalda debe tener respaldo;

- La altura de su mentón debe ser ajustada para que su frente toque la banda de contención fácilmente;

- Su otro ojo debe estar cómoda y completamente cubierto; puede estar abierto o cerrado, como usted prefiera;

- Sus brazos deben reposar cómodamente para que sus hombros y cuello no se cansen.

2. Estas son las instrucciones que debería recibir antes de empezar el examen:

- 'Le estamos haciendo esta prueba para obtener información. Deseamos saber qué tan completa y perfecta es su vista y, si no lo es, deseamos saber dónde se encuentra el daño y de qué tipo es.'

- 'Este examen no es difícil, pero para obtener la mejor información para su salud, necesita ser practicada de cierta manera.'

- 'La clave del éxito es mirar directamente al frente todo el tiempo.'

- 'Deje que la luz llegue a usted, no la busque.'

- 'No verá la luz buena parte del tiempo, así que no se preocupe si parece que el tiempo pasa sin que aparezca la luz. La máquina hace que la luz sea muy tenue para decirnos cuándo usted apenas la ve.'

- 'Presione el botón cuando crea ver la luz. Todas las luces que vea importan; puede ser borrosa, tenue, brillante, no importa.'

- 'Parpadee cuando lo necesite, pero hágalo al presionar el botón. Esto evitará que sus ojos se resequen y duelan, y no se perderá ninguna luz.'

- 'Mantenga oprimido el botón cuando quiera descansar. Esto pausará a la máquina. Libere el botón cuando desee continuar. Recuerde que puede descansar tanto como quiera. Usted es quien controla la máquina; la máquina no lo controla a usted.'

- Si nunca antes se ha hecho un examen de campo visual, necesita hacer una sesión de práctica. Esto se denomina programa de demostración. A veces incluso las personas que ya han pasado por la prueba se benefician de una prueba de revisión.

3. Qué tipo de apoyo puede esperar durante el examen:

- No se le debe abandonar durante el examen: el técnico debe regresar regular y frecuentemente para verificar que le está yendo satisfactoriamente;

- Se le debe dar apoyo y aliento durante el examen;

- Si las cosas no van bien, el técnico debe intentar identificar y resolver la causa del problema; usted no debe sentir culpa o menosprecio:

- Si usted no logra sobrellevar el examen, el técnico debe considerar reprogramar la prueba.

- El técnico debe ser paciente, más paciente e incluso más paciente: NO es una prueba fácil.

4. El ambiente del examen debe ser calmo para sostener la concentración.

Lecturas adicionales

Quigley H. Glaucoma: What Every Patient Should Know: A Guide from Dr. Harry Quigley, 2011

Marks E, Montauredes R. Coping with Glaucoma. New York, NY: Avery Publishing Group, 1997.

Wong T. Glaucoma: The Complete Guide. A Patient Handbook. Singapore: Medjay Group, 2011.

Acerca de los autores

Ivan Goldberg

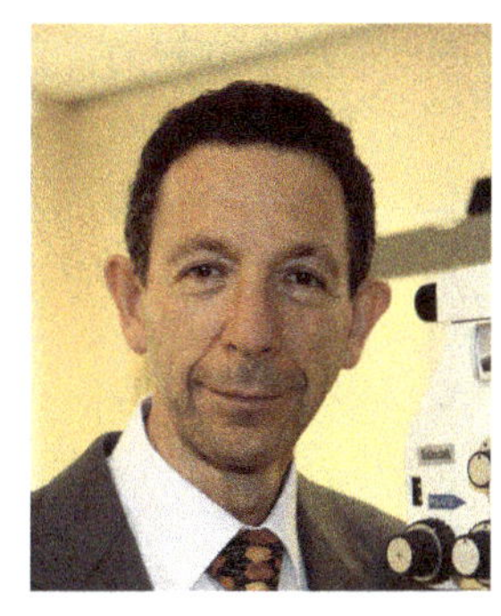

Ivan Goldberg es Profesor Clínico
Asociado de la Universidad de Sydney,
Director de la Unidad de Glaucoma
del Hospital del Ojo de Sydney y
Director de Asociados del Ojo de
Sydney, Australia. Sus intereses son la
atención de pacientes, la investigación
clínica y el desarrollo de asociaciones profesionales. Es
autor y co-autor de más de 150 publicaciones revisadas
por pares, 30 editoriales y 30 libros o capítulos de libros.

Goldberg es Vicepresidente y ex Presidente inmediato
de Glaucoma Australia. Es ex Presidente inmediato de la
Sociedad de Glaucoma de Asia y el Pacífico y del Grupo
de Interés de Glaucoma de Australia y Nueva Zelanda,
ex Presidente de la Asociación Mundial de Glaucoma y
del Colegio Real de Oftalmólogos de Australia y Nueva
Zelanda, y también miembro activo de la Sociedad de
Investigación del Glaucoma.

Por su trabajo en glaucoma a nivel nacional e
internacional, Ivan Goldberg ha sido galardonado con la
Medalla del Orden de Australia, el Premio Robert Ritch
de la Fundación Glaucoma de Nueva York, la Medalla
Bartisch de la Universidad de Dresde, por la Universidad
de São Paulo y con membresías honorarias de la
Sociedad de Glaucoma de Filipinas y la de Sudáfrica.

Remo Susanna Jr.

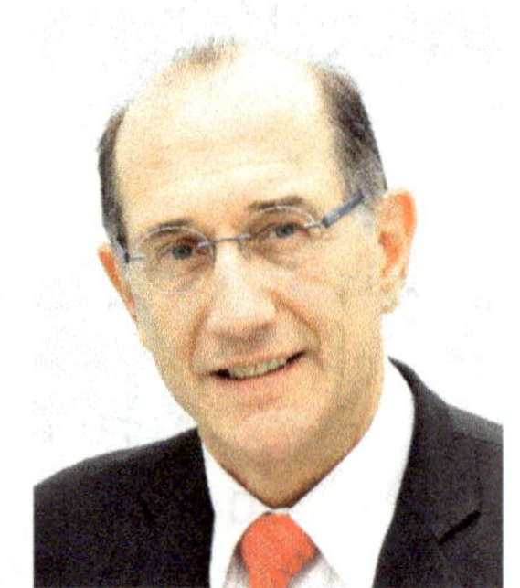

Remo Susanna es Profesor y Director del Departamento de Oftalmología de São Paulo, Brasil, Jefe del Servicio de Glaucoma, ex Presidente de la Asociación Mundial de Glaucoma, fundador y ex Presidente de la Sociedad Latinoamericana de Glaucoma y miembro del Comité Internacional de ARVO.

Es también miembro del Directorio de Gobernadores de la Asociación Mundial de Glaucoma, miembro activo de la Sociedad de Investigación del Glaucoma y de la Sociedad Von Graeffe, ex Presidente de la Sociedad Brasileña de Glaucoma y de la Sociedad Panamericana de Glaucoma, y ex Director del Departamento de Oftalmología del Hospital Albert Einstein de São Paulo, Brasil.

Remo Susanna recibió el Premio al Logro de parte de la Academia Americana de Oftalmología. Por las contribuciones realizadas a lo largo de su vida a la investigación, educación, atención de pacientes y colaboración internacional en el campo de glaucoma se le otorgó el Premio al Académico Internacional. También ha recibido el Premio de la Asociación Mundial de Glaucoma, premio que reconoce contribuciones extraordinarias a la Asociación Mundial de Glaucoma, los pacientes y la comunidad internacional de glaucoma.

Remo Susanna es autor o co-autor de más de 140 publicaciones revisadas por pares, y de 13 libros y 40 capítulos de libros. Ha dictado más de 600 conferencias.

Es el inventor del Implante de Glaucoma Susanna y desarrolló el Programa de Diagnóstico Temprano de Glaucoma. Recientemente recibió el Premio LIDE en Brasil por su enorme contribución al pueblo brasileño en el campo de la oftalmología y el glaucoma.

Preguntas frecuentes

¿Existe alguna manera de prevenir el glaucoma?
Nada puede prevenir el glaucoma, pero se puede
retrasar su desarrollo con un tratamiento temprano.
Por lo tanto, es muy importante que se haga exámenes
de vista regularmente. El glaucoma de ángulo cerrado
puede ser evitable con un tratamiento láser oportuno.

Si tengo glaucoma, ¿me quedaré ciego?
Tiene buenas probabilidades de no quedarse ciego si
toma sus medicamentos correcta y regularmente, y se
realiza chequeos frecuentes con su médico.

**Si mi padre o mi madre tienen glaucoma, ¿lo
tendré yo también?**
No necesariamente, pero sí aumenta su riesgo. Tiene
aproximadamente una probabilidad 10 veces mayor de
tener glaucoma en comparación a una persona cuyos
padres no sufren de glaucoma.

Si las gotas no funcionan, ¿me quedaré ciego?
Existen muchos tipos diferentes de medicamentos
(en forma de gotas oculares o pastillas) que son
usados para tratar el glaucoma. Si esto no le funciona,
en algunos casos existe la opción de practicar un
tratamiento láser si la enfermedad no está muy
avanzada. En este caso o si el tratamiento previo
fracasó, se pueden practicar varios tipos de cirugía.

¿Debo hacer de nuevo el examen de campo visual?

La pérdida temprana de campo visual periférico no es notoria para el paciente, y su progresión lenta hace que reconocer el daño sea casi imposible sin una prueba especial. Aunque la reducción de la presión intraocular puede reducir o detener la progresión de la enfermedad, la única manera de asegurarse que la enfermedad se encuentra controlada es confirmar que no exista progresión funcional de la enfermedad con el campo visual ni progresión estructural con una evaluación de disco óptico realizada con equipos especiales.

¿Existe un injerto de nervio óptico o alguna otra manera de restaurar mi nervio óptico?

Desafortunadamente, en este momento no podemos restaurar el nervio óptico. Medicamentos neuroprotectores y neurorestauradores están siendo probados en estudios clínicos, pero una vez que el nervio óptico ha sido dañado, con la tecnología actual la pérdida de visión es permanente.

¿Puedo usar lentes de contacto después de una trabeculectomía?

Preferiblemente, las lentes de contacto deben ser evitadas luego de una trabeculectomía. Las lentes blandas aumentan en cuatro veces el riesgo de infección dentro del ojo después de una trabeculectomía, y los resultados de una infección ocular pueden ser devastadores. Las lentes blandas pueden irritar o romper la ampolla creada durante la trabeculectomía, reduciendo su eficiencia.

¿Puedo usar Viagra?

Sí, puede: no debería tener ningún problema desde el punto de vista del glaucoma.

Índice de palabras clave

9 789062 993147